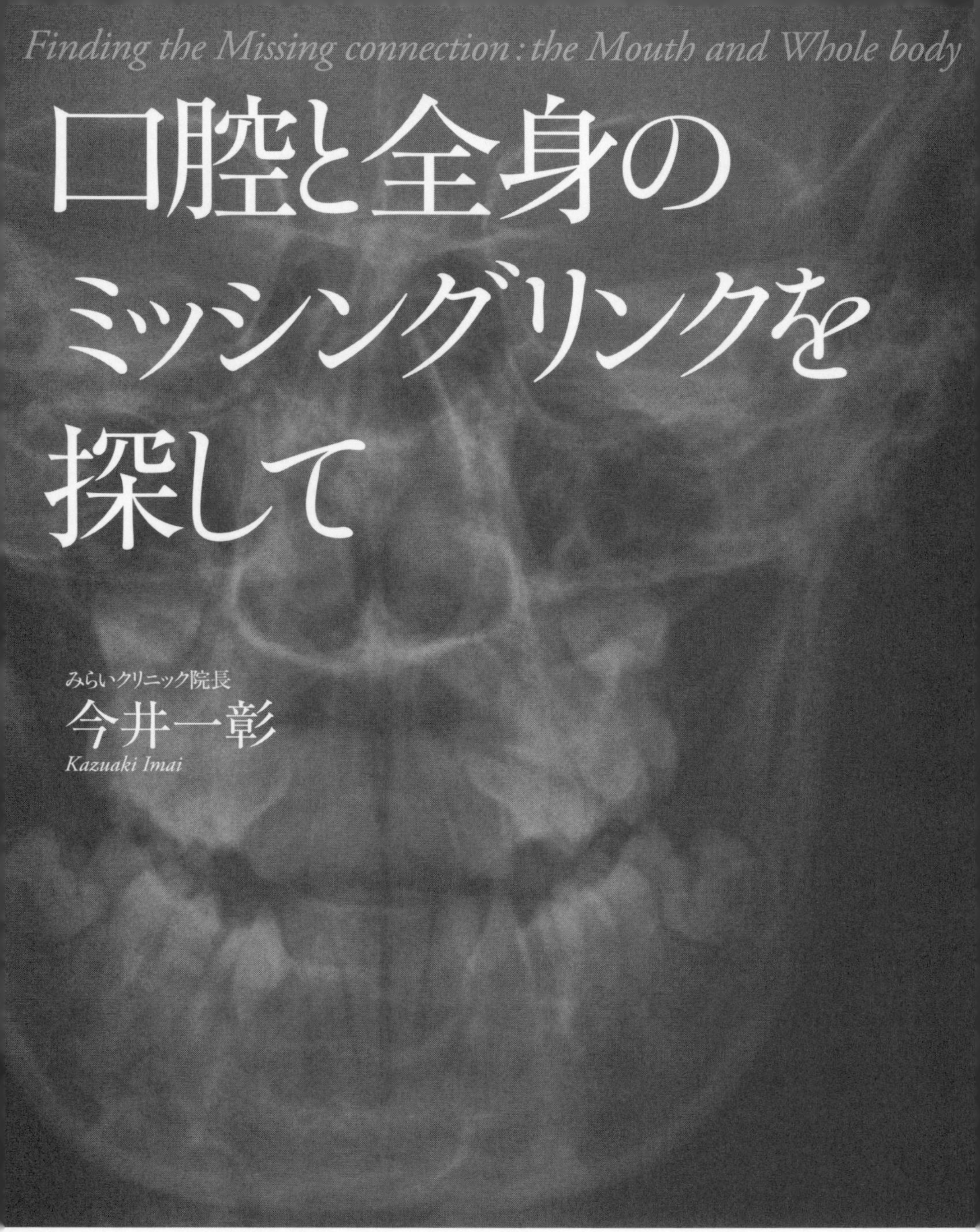

Finding the Missing connection : the Mouth and Whole body

口腔と全身のミッシングリンクを探して

みらいクリニック院長
今井一彰
Kazuaki Imai

不知火書房

口を結んで命を大事にせよ。
　　――――ジョージ・カトリン

口腔と全身のミッシングリンクを探して

第1回

ロバート・ブルームの警告
〜博物学から見た人間の体

初めまして！　私は、福岡県はJR博多駅近くで内科医院を開業している今井一彰と申します。博多駅と言っても新幹線口ですから、おいでになったことのある方はお分かりのように〝裏口〟です。たまに表玄関の博多口に出ると、これが同じ駅なのかと思えるくらいにまぶしさを覚えます。

今月から、12回のシリーズで「口腔と全身のミッシングリンクを探して」と題して連載させていただきます。釈迦に説法であることとは重々承知していますが、ちょっと違った切り口から口腔を見直す機会をご提供できればと思っています。

救急医療から漢方治療へ

まずは、自己紹介をいたします。1995年に山口大学医学部を卒業し、そのまま母校の救急医学講座に入局しました。当時、救急医学の講座は珍しく、山口大学は国立大学では二番目にできた講座でした。私が初入局員で、教授、助教授（当時）、研修医2名という布陣でした。診療は、ICUで集中治療を学びながら、救急搬送されてくる患者さんを待つという日々でした。

私と口腔の接点は、毎朝の患者さんの口腔ケアに始まりました。ICUのベッド上にずらりと並んだ患者さんたちは、ほとんどの場合、沈静下で人工呼吸器に繋がれていました。その方々の口の中をブラッシングするのです。意識はないし、気管内チューブを避けながらの作業ですから一苦労です。これは、言うまでもなく人工呼吸器関連肺炎（ＶＡＰ：Ventilator Associated Pneumonia）予防のためです。ＶＡＰ予防には、喀痰の排出も大切です。定時の体位交換中には、側臥位にしてタッピングしたり、腹臥位（うつぶせ寝）にして呼吸管理を行っていました。

私は学生時代から漢方治療に興味がありました。それで、下宿から大学に通う途中にあったＭ漢方薬局で薬剤師の先生から東洋医学の考え方を習っていました。今でこそ漢方は医学教育のカリキュラムに入るほどになりましたが、私が学生だった20年前は周囲に漢方を勉強している人など一人もいませんでした。

Ｍ薬局の薬剤師の先生は女性で、ご主人が外科医、息子さんが歯科医という、家庭内三師会の様相を呈しておりました。店にお客さん（患者さん）が入ってくると、私は店の隅で、もっぱらそのやりとりに聞き耳を立てていました。薬局は大学病院からすぐの距離にありましたから、診療を終えたその足で訪れるという人も少なくありませんでした。お客さん（患者さん）には、治療に対する不平、不満はもちろんですが、不安もたくさんあったことでしょう。相手の話をじっくりと聞いて対応するという漢方の診療スタイルは、私の趣味に合っていました。患者さんは話を聞いてもらうだけでも不安が解消され、治癒に向かうということが多々あります。

医師の前では、患者さんは治療に満足しているふりをしていますが、その実、薬を飲まなかったり、〝裏の顔〟があるということを、このときに知ることができました。そして、漢方で人を治したいという想いが私の中で徐々に大きくなり、２年の研修を終えると漢方診療の勉強に飛び込みました。

私は、まるで初恋の人に再会したように、喜び勇んで勉強しまし

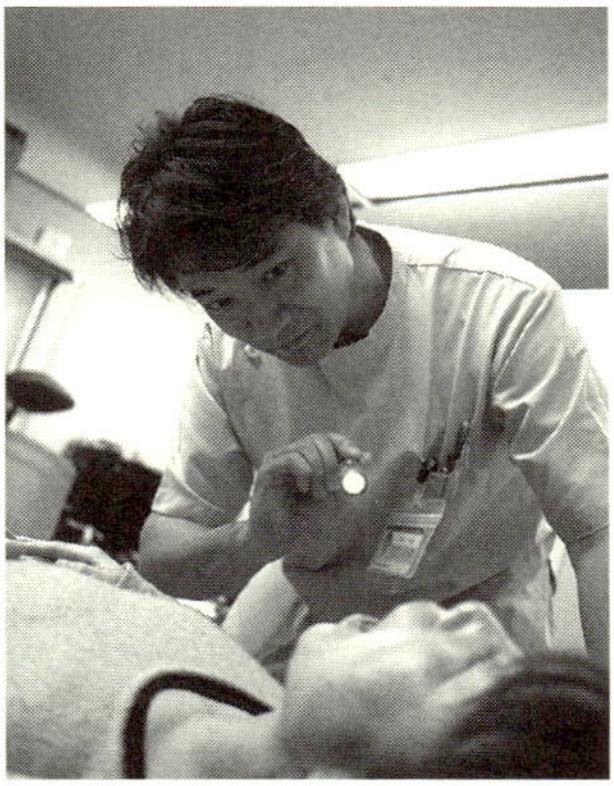

お口あ〜んして（診察中の筆者）

た。漢方の書庫に、文字通り朝から晩まで入り浸り、文献を読み漁りました。古人も同じように治療に悩み、解決方法を模索していたのだなと、妙な安堵感を覚えることもしばしばでした。

医学部教育ではまったく習うことのなかった漢方だったので、学ぶことすべてが新鮮で、これでどんな病気でも治せるというくらいに、技術も経験も未熟だった私は興奮していました。まさに乾いたスポンジが水を吸収するように、体と脳に知識と経験が入ってきました。患者さんが今服用している痛み止めの錠剤が、オセロゲームのように漢方薬に変わっていくというのは、漢方初心者を満足させるのに足る経験でした。

ところが、往診先の循環器病棟のナースステーションでカルテを記入しているときでした。結局、処方箋を通じた患者さんとのつきあいじゃないか――という考えが浮かんできたのです。

たとえばです。診療室に患者さんが入ってきたときには、すでに処方がいくつか頭に思い浮かんでいます。漢方では望診《ぼうしん》（視診のこと）といって、患者さんの身振り、話し方、眼光、皮膚の色調など、診察室に入った瞬間から診療が始まっているのは当たり前のことです。とても重要なことですが、行き過ぎると、まず薬の処方ありきになってしまう恐れがあります。大切なことは、その人の日常生活に潜む、病気の原因となったものを見極めることであり、それを〝治療〟するのは薬でなくてもよいかもしれません。

それで、患者さんを見たら薬を出すという自分の中のパターンが、はたして正しいのだろうかと疑問を持ったわけです。

患者さんの〝匂い〟に着目してみたら

同じ頃、関節リウマチの患者さんから発せられるある種の〝匂い〟に、戌年の私としては興味を持ちました。なぜこの人からは、こんな匂いがするのだろう？　と。

その匂いは芳香と表現できるような気持ちの良いものではなく、むしろオエッとえづきそうになるくらいのものでした。ところが、漢方薬がうまく合って体調が良くなると匂いも消失していくのです。では、この匂いの元はどこだろうと、私は患者さん方にしつこく聞いてみました。

洗髪、入浴、歯磨き、食べもの、運動、汗、洗濯洗剤、衣服などなど、匂いの発生源となりそうなものを聞いてはみるのですが、関節リウマチの方は女性が多く、皆さん腫れて熱を持った関節に苦しみながら、身なりはしっかりと整えていらっしゃいました。

そのうえ、この匂いというものはとてもやっかいで、他の医師と感覚を共有することができないのです。血液検査の数値であれば誰でも分かるのですが、「あの人匂うよね」という感覚は医療者同士で理解し合えないのがつらかった。

ある時、ふとこれは口臭ではないだろうかと思い、すぐに専門家であろうと思われた院内の歯科へ駆け込みました。ところが、口臭と病気、舌苔と病気の関係などはよく分かっていないと言われたのです。

とても落胆しましたが、私は短絡的に、病気が消えれば匂いが消える、では病気を治すためにまず匂いを消してみたらどうだろうかと考え、匂いの元が口臭であるとすれば、口臭を防ぐ手段をとればいいじゃないかと早速実行に移してみました。この続きは次回に。

アウストラロピテクスの発見

時は飛んで、1924年のクリスマスの頃。人類学研究の歴史の中で最も有名な人骨化石の一つが南アフリカで発見されました。アウストラロピテクス・アフリカヌスと分類されたその化石は6歳ほどの子供の頭蓋骨で、採取された町の名前からタウングチャイルドと名付けられました。その頭蓋骨は小さく、大人の手のひらにすっぽりと収まるほどで、歯は茶色く変色していましたが美しく光っていました。

発見者は、レイモンド・ダート。当時、ウィットウォータースランド大学医学部教授の職を得ていましたが、教室に所属していた学生は一人だけという小所帯でした。早速、彼の発見は翌年の2月には「ネイチャー」に掲載されました[1]。

ところが、ダートのこの大発見は全世界から否定を受けます。当時の学会では、ヒトの二足歩行は脳が肥大化してから始まったと考えられていました。ダートの発見したアウストラロピテクスは大後頭孔の位置からすでに二足歩行をしていたと考えられるものの、その脳の小ささから、ヒト以外の他の類人猿と間違えたのだろうとされました。ダートは、自分が発見したアウストラロピテクスを霊長類の先祖とヒトを繋ぐミッシングリンク（失われたつながり）だと信じていましたが、彼の意見に与する人はいませんでした。ただ一人、ロバート・ブルームを除いては。

ロバート・ブルーム（12ページ、**写真2**）は、異色の経歴の持ち主です。ダートと同じく彼も医者で、化石探しの現場にはスーツで出向くという風変わりな男でした。古希を迎える頃になると医師を辞め、彼もアウストラロピテクスの研究に没頭します。

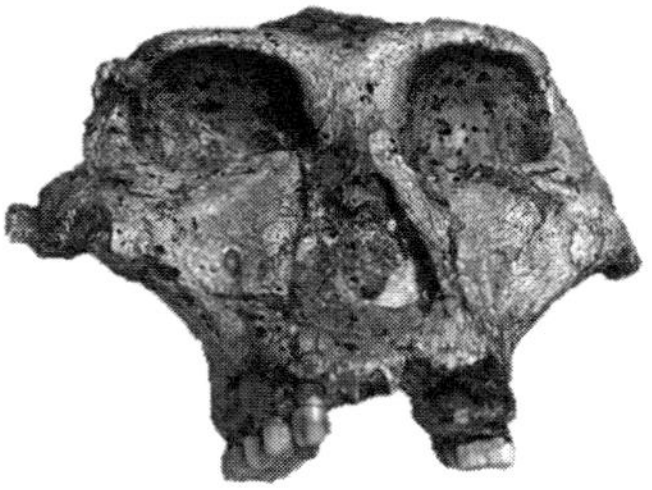
写真1　パラントロプス・ロブストスの頭蓋骨。発達した矢状稜が分かる

そしてダートの発見から14年後、ロバート・ブルームは同じ南アフリカで、より頑丈そうな頭蓋骨と歯の化石を見つけます。この歯の化石には、硬い砂混じりの食物を食べていたと思われる咬耗が見られました。この新種のパラントロプス・ロブストス（頑丈型アウストラロピテクスと言われます）は、発達した矢状稜に付着した大きな咀嚼筋を持っていました（**写真1**）。パラントロプス・ロブストスは、それまではあまり食べられることのなかった植物の根茎を掘り出して、強力な咀嚼筋を使って食べていたと考えられました。

同じ頃、初期のヒト属であるホモ・エルガスターも地球上に存在していました。こちらは私たちホモ・サピエンスの直接の先祖で、調理を覚え、食材を加工し始めたときから、大きな咀嚼筋を必要としなくなりました。

咀嚼筋の弱体化がホモ属の進化をもたらした

実は、私たちホモ・サピエンスは、類人猿には共通に存在するMYH16という遺伝子が突然変異により不活化しています。[2] 不活化したMYH16は咀嚼筋のミオシン重鎖に変異を起こし、咀嚼力の弱体化を引き起こします。これがホモ・サピエンスの頭部、特に側頭部の筋肉による〝縛り〟を無くし、脳を他の類人猿と比べてさらに肥大化させてきたと考えられます。

ヒトの直接の先祖と思われるホモ属が出現したのが250万年ほど前で、この時期から約1万年前までを更新世と言いますが、この時期にホモ属は格段の進化を遂げます。「人間らしさ」が化石に現れるのはこのMYH16の変異が出現した頃と時を同じくしており、私たちの祖先は頼りない咀嚼システムになってしまったことからその繁栄が始まったとも言えます。

地中に埋まった植物の固い根茎を掘り出して食べたり、時には大型肉食動物の食べ残しの骨を砕いて中に詰まった骨髄を取り出して食べていたと思われる強力な咀嚼力を持ったパラントロプス・ロブストスは、100万年ほど前にこの世から姿を消しました。ダートの名誉はブルームの一連の発見によって回復されましたが、結局それはつながったかに見えたリンクの一部ではありませんでした。

ライバルの絶滅を横目で見ながら、苦労して咀嚼をしなくて良くなった（あるいはできなくなった）私たちのリンクであるホモ属は、脳を巨大化させ知能を伸ばし、地球上のあらゆる場所に進出し、自分好みに環境を変えてきました。そしていま、その子孫である私たちの食事は極度に〝少咀嚼化〟していっています。一方で、子どもたちに〝咀嚼力〟を保持させるように食材を工夫し、正しい食習慣を身につけさせようとする〝食育〟も盛んになっています。強力な咀嚼力を捨てることによって脳を巨大化させ進化してきた人類が、一

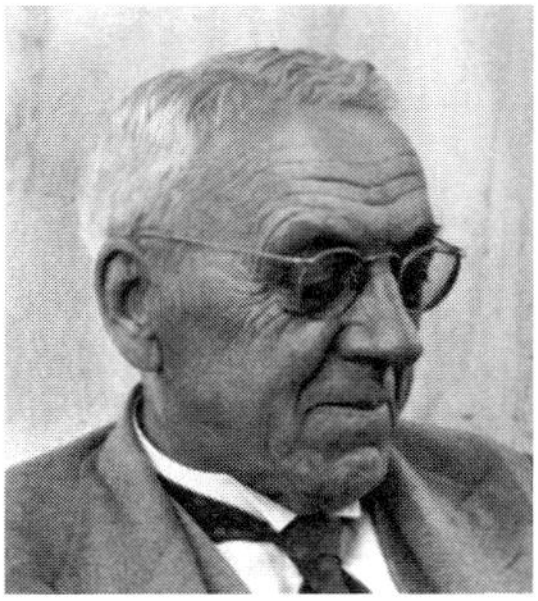

写真2　ロバート・ブルーム

度は捨ててしまった咀嚼力を取り戻そうとしていることは、何とも皮肉な出来事です。

もちろん、咀嚼をすることにより顎や歯列の発育が適切に促されることはきちんと伝えていかなければならないことですが、一方で〝少咀嚼化〟が、ヒトに顔面だけでなく、知能や文化などにどのような変化を起こしていくのだろうかと、ちょっと見てみたい気もします。

パラントロプス・ロブストスを発見したロバート・ブルームは、「医学に偏りすぎていて、博物学を考慮していない」治療法には問題があると考えていました。私は、医師になってまだ20年足らずですが、ようやくこの言葉の意味が分かりかけた気がします。

私は内科医ですが、診療は口の中を見ることから始まります。口腔を見ることは小さな窓から全身を覗くことに他ならず、同時に、私たちの古い祖先がたどってきた歴史も、眼前の病悩者の生活習慣も垣間見ることができます。口のことを知ると、私は医師としての治療にとても幅が出てきたように思えました。この連載が医科、歯科の架け橋（リンク）になれるように、しっかり精進して筆を進めて参ります。

文献

（1）R. DART : Australopithecus africanus The Man - Ape of South Africa. Nature 115, 195 - 199.
（2）H. Stedman, et al : Myosin gene mutation correlates with anatomical changes in the human lineage. Nature 428, 415-418.

第2回

Shut your mouth and Save your life.
～口呼吸弊害論

「口を閉じる」ことが健康への最初の一歩

さて前回の続きです。関節リウマチ患者さんから発せられる匂いが、病気の軽重とリンクしていることに気がついた私は、病気の匂いがするなら、匂いを消せば病気が治るかも、と短絡的に考え実行に移しました。

当時、リンパ球の自律神経支配（安保－福田理論）なる話が話題になっていました。私は、栄養状態や病態とリンパ球数の関係に興味があって調べていましたので、とても興味がわきました。すぐにいろいろな書物を漁ると、英語の医学書にリンパ球数で栄養状態を推し量る方法が書いてありました。

血液検査における栄養の指標というと、まずは血清アルブミン値を思い浮かべると思います。ところがアルブミンのターンオーバーは2～3週間ほどかかりますから、栄養状態が改善したとしてもすぐには評価ができません。そこでリンパ球数が登場するわけです。リンパ球は栄養状態に応じて短期間で増減しますから、早めの評価ができます。また、リンパ球数の測定は数分で結果が出ることから、私は病態把握の一つとして常にリンパ球数を気にしていました。

病気や栄養状態が改善すると、普通はリンパ球数も増えます（バセドウ病や感染症の一部のように、悪化すると相対的リンパ球増加なんてこともあります）。リンパ球数は、口からの食事でも、経鼻栄養でも、完全静脈栄養でも、病態が改善すると増えます。ですから、リンパ球による自律神経支配の理屈が、私にはよく分かりました（このあたりのことは関連書籍を参照）。

ところがです。このリンパ球数の増減と病態や栄養状態の改善ということと関連して、私は口腔粘膜に炎症を起こして口臭の一因ともなるとされる「口呼吸」という言葉を知ったのです。

ショックでした。なんと言うことでしょう。当時、朝から晩まで漢方治療をやっていた私は、全身を診ていると〝勘違い〟していたのです。目の前にいる患者さんが、口と鼻とどちらで呼吸をしているのかも気にならなかったし、口で息をすることがそんなに悪いことだとはまったく知りませんでした。漢方治療の本にはどこにも書いてありません。聞いたことも見たこともない語句でした。

私は、自分の傲慢さに恥ずかしさでいっぱいになりました。穴があったら入りたい、口が開いていたら閉じたいとは、まさにこのときの私のことだったのです。

「口で息をするのが悪いのなら、閉じればいいよね」

誰でもそう思いますね。口を閉じているということは、すなわち鼻で息をしているということですから。ただ、口が開いていても鼻で息をしていることがありますから、開口状態では呼吸経路が口なのか鼻なのか正確には分かりません（一説によると、子どもは開口状態では四分の一が口呼吸とのこと[2]）。でも、口を閉じていれば、すなわち鼻呼吸です。

起きているときは、意識して無理にでも口を閉じることができます。これなら鼻呼吸。ところが寝ているときは、無理です。

就寝時にはマウステープ

そこで出てくるのがマウステーピング[3]です。就寝中に口が開かないようにするために、古くは〝チンバンド〟といってネイティブアメリカンもしていたようです（**図1**）。マウステーピングは就寝時に口に縦に1本テープを貼るだけですから、とっても楽です。

よくよく考えてみると、関節リウマチ患者さんの口腔内にはたくさんの歯科治療痕がありました。ドライマウスや口呼吸によって口腔疾患が増えたのでしょう。就寝中にしっかりと口を閉じておくことができれば、寝ている間の口腔乾燥は防ぐことができます。

病気の匂いから、呼吸の問題へと話が展開してきました。いまでこそ、がん探知犬マリーン[4]や、呼気で大腸癌健診をする[5]なんてことが普通に論じられる時代ですが、病気に匂いがあるなんて話をしたら、「お前の頭が香ばしい」と言われかねないほどでしたから隔世の感がします。

患者さんに口を閉じるように指導し、そして就寝時のマウステーピングを推奨しはじめてからというもの、驚くことばかりでした。薬をやめることができる患者さんが増えたのです。関節リウマチはもちろんのこと、潰瘍性大腸炎、アトピー性皮膚炎など、他院で改善しなかった人たちがどんどん良くなっていったのです。同時に、私のこれまでの勉強はテープ1本に負けるのか、と落胆も激しいものでした。

私が口腔に目を向けるようになった切っ掛けには、師匠の存在もあります。外科医をやめて東京で漢方医院を開業しておられたY先生の所に住まわせてもらって診察につかせていただいたことがあるのですが、Y先生はことある毎に「全身の治療には口が大事、歯が大事」と仰るのです。私はそのたびに、（不思議なことを言うもんだ、そんなに歯が大事なわけなかろう）と、面従腹背とまでは言いませんが、納得できないものを抱えていました。

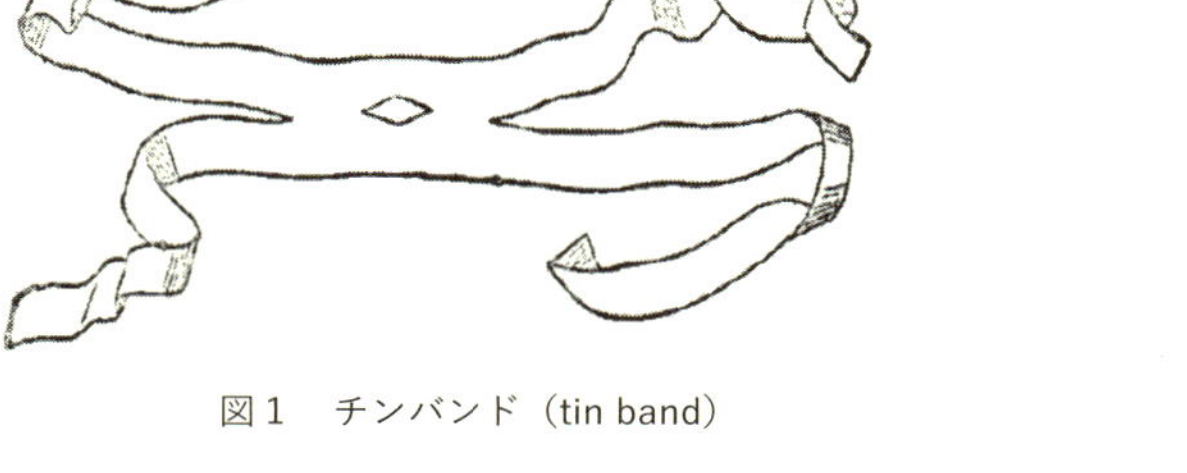
図1　チンバンド（tin band）

Y先生の診療は、それまでの私の漢方についての理解を超えたところに存在し、まさに名人芸でした。ひるがえって私のような凡医に何ができるかと問うたときに、凡医でも治せる医療を作らないといけないとひらめいたのです。

マウステーピングは、まさにその凡医を救う蜘蛛の糸でした。起きているときはもちろん、寝ているときも口を閉じることが健康への最初の一歩であるとするなら、それではどうやったら患者さんの口を閉じることができるだろうかといろいろ試行錯誤して、たどりついたのが「あいうべ体操」だったのです。

続きは、また次回に。

口呼吸弊害論の始祖、カトリンとの出逢い

まだ勤務医でいた頃、私は院内、院外で出会う人たちに、「口は大切、病気を治すにはまず鼻呼吸をしましょう」と吹聴していました。あるMRさんから、同じようなことがボーイスカウトの本に書いてありますよと言われ、探してみると、ボーイスカウト教本の「鼻の章」に載っていました。

だが、常に鼻から呼吸するということには、他にもっと大きな理由があるのだ。以前あるアメリカ人が書いた「口を結んで命を大事にせよ」という本の中に、米国インディアンが古くから子供たちにこのやり方をさせていて、夜あごを縛って、鼻からでなければ呼吸ができないようにさえすると述べている。

ここで私が注目したのは、〝あるアメリカ人〟という言葉。一体誰がこんな素晴らしい警句を言ったのだろうかと不思議でなりませんでした。しかも、それが本の題名だとあるではないですか。おそく、インターネ

ットが普及していなかった頃なら、ずっと分からないままだったでしょう。すぐに私はそれが「Shut your mouth and Save your life」の訳だと分かりました（もちろんグーグル先生のお陰で）。そして、そのフレーズはカトリン（George Catlin）という画家の本の題名であることも[6]。ボーイスカウト教本の〝あるアメリカ人〟とは、カトリンのことだったのです（**図2**）。

とかく漢方などをやっていると、西洋医学は還元主義的で全体を見ない、とかどうのという話になりがちです。ところが、こと口呼吸という、すべての人の人生を左右する問題に関しては西洋医学の本拠地のアメリカから問題提起がされたのです。やはり物事は広い目で見ることが大切です。

口呼吸に関してのカトリンの本が出版された1861年は、日本では文久元年、時の将軍は徳川家茂でした。何が問題なのかというと、とにかく読みにくい英語なのです。私たちが江戸時代の書物を読むようなものですから、それは難解です。

これまで私が探した範囲内でだと、口呼吸の弊害という概念（お口ぽかんも）をはっきりと記したのはこの本の中でのカトリンが最初です。ここから様々な医療者に伝播していくのです。歯科でだと、早速Tomes

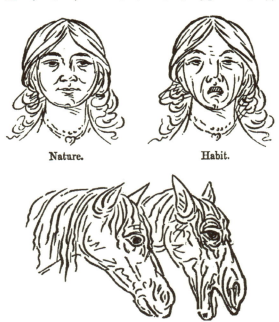

図2　カトリンの本の挿絵の一部。［上］口呼吸による顔貌の変化。［下］馬も顔貌が変わります（笑）

の論文が1872年に出ています。(7)
今から150年も前にこのようなことが議論されていたことは、私には大変な驚きでした。しかし、その後紆余曲折があって、口呼吸弊害論は徐々に歴史の片隅に追いやられてしまったのです。

オスラー卿にも伝わっていた口呼吸の弊害

ある講演会に呼ばれたときのことです。講演が終わったあとの懇親会の席で、小児科医歴50年という大先輩と話をする機会を得ました。お声かけいただいた第一声が、「あなたの話は眉唾だねぇ（笑）」というものでした。

口呼吸の問題というのは歯科医にとっては当たり前のことでも（当たり前じゃない人も、まだたくさんおられるようですが）、医師にとっては私がそうであったようにまったく未知の世界なのです。この先生（仮にI先生としましょう）のお父様も立派な小児科医でいらっしゃったようですが、「口呼吸」という言葉を生まれて初めて聞いたと仰るのです。私が「実は、オスラー先生も口呼吸について言及していらっしゃるのですよ」と言うと、とても驚かれた様子でした。

Sir William Oslerの名前は、医療に携わるものであれば知らぬものがいないほど有名ですが、彼が医学生や研修医向けの教科書として書いた『THE PRINCIPLES AND PRACTICE OF MEDICINE』の中に「口呼吸」という語句が登場します。CHRONIC TONSILLITIS（慢性扁桃炎）の章に、mouth-breathing（口呼吸）とあります。しかも、この語句は、1900年の第四版以降に出てくるもので、初版（1892年）には存在しません。オスラー卿はどこかで口呼吸の弊害を聞きつけて、「こりゃ大事なことだよ」と言ったか言わなかったか分かりませんが、早速文中に取り入れたのだと思います。

当該文献をI先生に送ったところ、すぐにお返事を下さいました。オスラー卿が口呼吸という言葉を使っていたことを知らなかったこと、そして『THE PRINCIPLES AND PRACTICE OF MEDICINE』の本文中にキーワードとして挙げられた語句に、口呼吸の隣に「aprosexia」が出てきていて驚いたことが綴られていました（**図3**）。

I先生は自著の中で、米国留学の際に、注意散漫を「aprosexia」と訳しても誰も知らなかったというエピソードを紹介されていました。当時、日本の耳鼻科咽喉科の講義で、鼻閉による注意散漫を「aprosexia nasalis」という言葉で習っていて知っておられたらしいのです。アメリカの医療者が誰も知らなかった単語を、すでにオスラー卿が使っていたことを知って、とても喜ばれていました。

ここで勘の良い読者であれば、関連する言葉として「リンパ性体質」という言葉を思い出されるかもしれません。「アデノイド体質」といった方がぴんと来られる人もあるかもしれません。おそらくは似たようなことを表現しているのだと思われます。鼻閉性注意散漫により、学力低下、易疲労感、体力低下などが起こると言われることもありますから、子どもの成長にとって鼻閉は大敵です。

鼻閉性注意散漫という言葉があるのであれば、なぜ鼻閉になるのかという問題が生じます。しかし、やはり耳鼻科咽喉科の講義だったからでしょうか、口呼吸という用語はI先生の時代の講義では登場しなかったのでしょう。

リンパ性体質、アデノイド体質は口呼吸によるもので、それを医科的・耳鼻科的に表現したものでしょう。しかし、そこには歯科口腔科的観点からの

SIR WILLIAM OSLER
THE PRINCIPLES AND PRACTICE OF MEDICINE, 8th EDITION
New York: D. Appleton and Company, 1919

II. CHRONIC TONSILLITIS

(Chronic Naso-pharyngeal Obstruction; Adenoids; Mouth-breathing; Aprosexia)

Under this heading will be considered also hypertrophy of the adenoid tissue in the vault of the

図３　下から２行目、mouth-breathingの横にaprosexiaがあるのが分かる

アプローチが欠如していたと思わざるを得ません。歯科からすると、鼻閉ではなくて習慣的開口や口呼吸による「aprosexia oralis」(口腔性注意散漫)と呼ばれていたかもしれませんね。

口腔の問題があって鼻閉が起こるのか、鼻閉が起こるから口腔の問題となるのか。まず鼻閉をとることが大切なのか、無理をしてでも口を閉じることが大切なのか——。いろいろ考えますが、何らかの原因、たとえば風邪などによって鼻閉となり口呼吸を強制されるような状態に陥って、いったん口で息をすると鼻で息をしていたときと比べて〝楽なので〟、そのまま習慣的口呼吸に陥ってしまうというケースが多いのでは、と推察します。

ところで、オスラー卿はどうやってこの口呼吸という言葉を知ったのかというと、答えは同じ慢性扁桃炎の章の後ろの方に出てきます。「Shut your mouth and Save your life」という警句が、カトリンの小冊子の中に出てくると記してあります。なんと、オスラー卿もカトリンによって口呼吸のことを知ったのでした。

前述のボーイスカウト教本(英語名:Scauting for boys)が出版されたのが1908年ですから、20世紀の最初頭には、口呼吸は心身の不調を来しますよ、ということが、ある程度人々に理解されていたということなのでしょう。それが、いつの間にか時代の波に押されて消えていったのは、とても悲しく残念なことだったと思います。

病気の匂いから、口臭、口腔粘膜の炎症、口呼吸ときて、21世紀から19世紀に飛んで、カトリン、そしてオスラー卿まで行ってUターンしてきた感じです。でも、こんな感じで私たちがたどってきた歴史を紐解いていくのはとても楽しい作業です。古い知恵とのつながり、オスラー卿と口呼吸のつながりなど、いくつかの新しいリンクを発見できました。

最後に、口呼吸問題に関しての資料を快くお貸しくださった百海均先生に深謝いたします。

文献

（1）安保徹：免疫革命、講談社インターナショナル、２００３

（2）P. Cole : The respiratory role of the upper airway. 1992 ; mosby year book

（3）M. Massler, et al : Mouth breathing. II, JADA Vol 46, 6, p658-671.

（4）外崎肇一：がんは「におい」でわかる!、光文社、２００６

（5）D. F. Altomare, et al : Exhaled volatile organic compounds identify patients with colorectal cancer. Brit. J. Surg Vol 100, 1, p144-50.

（6）C. George : Shut Your Mouth and Save Your Life, 1870

（7）Tomes : On the development origin of the V-shaped contracted maxilla. Dental Surgery 1872 ; 1 : 2.

第3回

羽田沖のアナゴはなぜ旨いのか
～干潟が育む豊かな生態系

私は福岡に住んでいますが、それ以外の地域へ行くとなると、やはり飛行機での東京出張が一番多くなります。その点で博多駅裏口クリニックは本当に便利です。飛行機の出発時刻の30分前にクリニックを出れば機内へ滑り込むことができます。

出張の楽しみの一つは土地土地の食事が味わえることですが、私は東京で〝食べない〟ものがあります。それは鮨《すし》です。九州出身で、活かった魚を甘い醤油で食べることになれてしまっているので、きりりとしょっぱい醤油で魚を食するとどうも舌が受け付けません。

江戸前の鮨は写真で見ると本当に旨そうです。ところがミシュランの三つ星のお店へ行ったとしても醤油が合わないと美味しく感じないのです。育った環境というのは恐ろしいものです。有名店を数件回りましたが東京の鮨は自分の口には合わないとの結論に達し、それ以来鮨屋の敷居をまたいでいません。もちろん、ご相伴にはいくらでも与りますが……。

さて、江戸前の握りの真骨頂はと言えばなんでしょうか。コハダ、アナゴ、煮ハマなどが挙がるでしょう。よく、アナゴは羽田沖に限る、なんてことを聞きますが、どうして羽田沖なのか、不思議に思ったことはないですか？　赤貝は閖上《ゆりあげ》、マグロは大間、シャコは小柴なんてことも言われますね。それぞれに理由があるのでしょうから、とても興味があるところです。

ということで、連載第3回目は、なぜ羽田沖のアナゴは旨いのか、ということを掘り下げてみようと思います。今回の場合、連載タイトルとの合致をどこで見いだせばいいのか、そこが一番の問題ですが、なんとか上手く口の話題に持ち込みたいところです。

アナゴが育つ条件

さて、件のアナゴですが、昔は土から生まれると言われていて、いつの間にか発生するように思われていたそうです。そして、現在でもどのような生態なのかよく分かっていません。卵を持った成体を見た人もいませんし、レプトケファルス（ノレソレ、**写真1**）と呼ばれる仔魚はどこからやってくるのか分からず、養殖の技術も確立されていません。最近、ウナギの卵やプレレプトケファルス（さらに小さな仔魚）がマリアナ海溝で発見されたのとは大きな違いです。

まず旨いアナゴが育つ条件ですが、流量が多く養分が豊かな河川が流れ込む河口に近いこと、小魚や小エビ、磯カニなどの甲殻類のエサが豊富であること、おだやかな湾であることなどが挙げられるそうです。

ところで、私の出身は鹿児島県です。鹿児島県は、真ん中に鹿児島湾（鹿児島県人には錦江湾《きんこう》という呼び名の方がなじみ深いです）という海がぽっかりと穴を空けています。その湾奥には桜島がそびえて、常に噴煙を上げています。

それでは、アナゴはどうして甲突川《こうつき》（鹿児島市の中心部を流れる河川）が流れ込む鹿児島湾でなくて、多摩川河口の羽田沖なんでしょうか。同じ海なのにそんなに違いがあるのでしょうか。

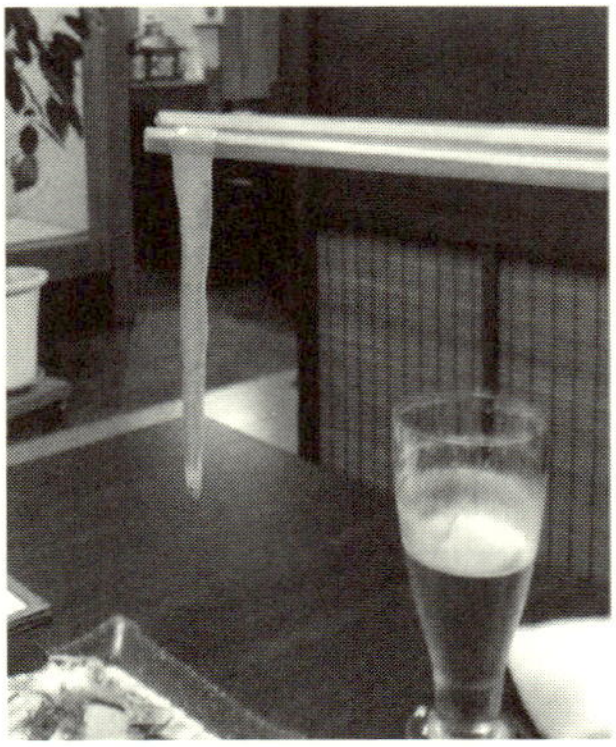

写真1　アナゴの仔魚、ノレソレ。酒肴によいが、漁獲量は年々減少中

どう違う？　東京湾と鹿児島湾

ここで東京湾と鹿児島湾の比較をしてみましょう。

東京湾は、千葉、東京、神奈川の三都県に囲まれた海で、房総半島西端の洲ノ崎と三浦半島南端の剱崎を結んだ線より北の水域です（**図1**）。また、観音崎と富津岬を結んだ線より北側を東京湾内湾と言い、それより南の水域を東京湾外湾と言います。ディズニーランドやお台場、東京湾アクアラインは内湾にあります。

一方、鹿児島湾は、薩摩半島の長崎鼻と大隅半島の立目崎を結んだ線から北側の水域です（**図2**）。

この二つの海は、形が似ている上に面積もだいたい同じです。東京湾が922平方キロ（外湾まで含めると1380平方キロ）、鹿児島湾がちょっと広くて1130平方キロです。それでは、容積はどうでしょうか。東京湾が15・7立方キロ（これからはすべて内湾のみの値）、かたや鹿児島湾が1300立方キロです。面積はほぼ同じながら、なんと容積は80倍ほど違います。面積が同じで、容積が違うということは、ビルであれば高さ、海であれば深さの違いとなります。

実は、東京湾内湾の平均水深は17メートル、最深部でも70メートルで、鹿児島湾の平均水深は117メートル、最深部は140

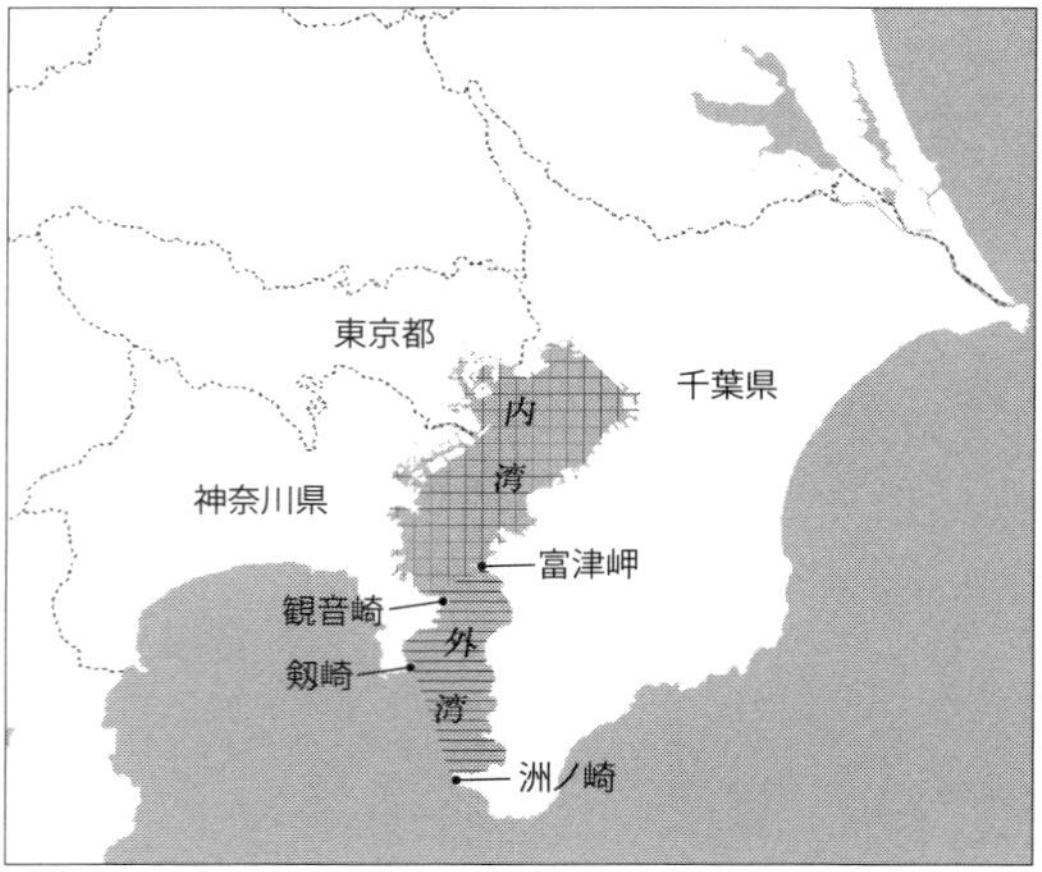

図１　東京湾

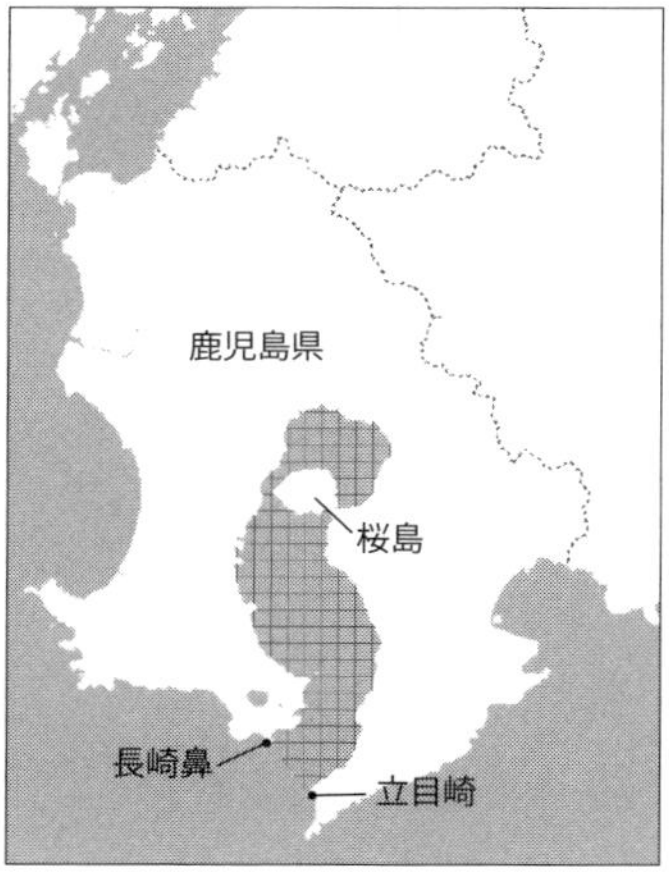

図2　鹿児島湾

メートルです。東京湾外湾となると、急激に水深は深くなり５００メートル以上にもなりますが、湾奥では本当に浅い部分が広がっています（**表1**）。

ここで鹿児島湾の成り立ちを見てみましょう。南九州一帯は、火の国と称される熊本県を筆頭に、世界でも有数の火山地帯です。世界の活火山は約１０００あると言われていますが、そのうちの約10パーセントの１１０火山が日本に存在します（休火山、死火山という我々世代にはなじみのある名称は、すでに死語になっていますので念のため）。九州の活火山は、17を数えます。中でも鉄道が走り、多数の人々が暮らしている阿蘇カルデラは世界的にも珍しい光景です。また、記憶に新しい方もいらっしゃると思いますが、１９９１年に噴火した雲仙普賢岳も九州の火山です。火山と言えば関東の方だと、富士山や１９８６年の三原山の爆発の方が印象強いでしょうね。

この地球の火薬庫ともいえる火山が、鹿児島には桜島山、霧島山（新燃岳）、薩摩硫黄島など、たくさん存在します。鹿児島湾は、ここ数万～数十万年と比較的新しい時代に誕生したものです。これらの火山群が長期にわたって噴火し、さらに姶良《あいら》、阿多《あた》の両カルデラとその中間部に広大な陥没地を形成し、一帯の地殻沈降と相まって海水が浸入してできました。鹿児島湾奥を形成したのが姶良カルデラの巨大噴火で、約2万5千年ほど前に起こりました。その外輪山とも言える桜島山は今もなお噴火を続けています。さらには、いまでも姶良カルデラには海底火山があり活動を続けています。

それでは東京湾はどうでしょうか。日本最大の平野である関東平野は沖積平野ですから、気候変動による浸食→内湾部の堆積が進んだのは当然でしょう。一方、浦賀水道を挟む観音崎と富津岬周辺は洪積台地で、固

	東京湾（内湾）	鹿児島湾
容積（km^3）	15.7	1,300
面積（km^2）	922	1,130
平均水深（m）	17	117
干潟面積（ha）	2,084	193

表１　東京湾と鹿児島湾

い岩盤陸地であったために浸食が進まず、約６千年前頃に現在の姿になったと言われています。

　このように深い海と浅い海とでは、その成り立ちに違いがあったわけです。

川と干潟

　鹿児島湾は火山活動による地面の沈降と突然の爆発によってできたわけですから、もともとそこに流れ込む河川はあまり多くありません。一番大きな天降《あもり》川でも流入量はたかだか毎秒19立方メートルです。大地にぽっかりと穴があいただけですから、これは仕方ありません。もし海と通じることがなかったら、普通のカルデラ湖になっていたわけですから（阿蘇カルデラは、外輪山が一部崩壊したためにカルデラ湖の水が流出して、地面が表出し人が住めるようになったと考えられています）。河川の流入量が少ないということは土砂の流れ込みも少ないため、海が遠浅になるようなこともなく、深いままです。

　東京湾には、多摩川、江戸川、荒川の三つの大きな河川が流れ込んでいます。流入量はこの三つだけで毎秒１７５立方メートルあり、鹿児島湾とは桁違いの量です。東京湾は地形が細長くなっているので水の入れ替えがうまくいかないとも言われますが、その豊富な水量によって一年に二回半ほど水が入れ替わるそうです。ところが鹿児島湾への水の流入は、湾全体で二・五年に一回水が入れ替わるくらいの量しかありません。

　東京湾は、遠浅の海ですから汐干狩の名所も多いところです。汐干狩と言えば干潟です。干潟とは干潮になったときに現れる砂泥底のことで、潮の満ち引きによって６時間おきに陸地が現れたり海に沈んだりします。川から流れ込む土砂は、河口から緩やかに扇状に広がり前置層をつくります。この前置層は陸地にできる扇状地と違って土砂の粒子が細かく水はけが悪いのが特徴で、干潟の独特のぬかるみができあがります。九州の有明海は日本最大の干潟で、全国の干潟の約４割を占めるほどの面積を持ちます。

　干潟には様々な生物が暮らしていて、独自の生態系を保っているところも少なくありません。しかし、残念ながら鹿児島湾のような成因の海では海岸線に干潟はできにくく、遠浅の海にはなりません。この干潟の代表的な魚がアナゴであり、アナゴはその旺盛な食欲を満たしてくれる豊潤な生態系に囲まれて育つのです。現在、鹿児島湾には約２０００ヘクタールの干潟がありますが、東京湾ではどんどん埋め立てられていったものの、それでもまだ２０００ヘクタールほど残っています（**表1**）。終戦直後には９５００ヘクタールもあったというのですから、どんな風景が広がっていたのでしょうね。特に羽田沖ではいまでも２５０ヘクタールありますから、ここだけで鹿児島湾の干潟面積を超えます。

空から羽田を見てみると

福岡空港を飛び立った飛行機は、1時間半もすると穏やかな北風を受けながら羽田空港A滑走路へ機首を向けます。最終の着陸姿勢に入りますというアナウンスを聞き終えて、飛行機の右手側に坐っていると、徐々に高度を下げながら、東京湾アクアラインの海ほたるが見えてきます。そして、その先の風の塔を過ぎるとまもなく着陸です。

羽田空港が間近に迫ると横に走るD滑走路が手前に見えますが、この滑走路の下は空洞になっています。これはたくさんの柱によって地盤を支えるジャケット工法と呼ばれるもので、多摩川の流れを阻害して生態系に影響を与えないようにしたものです。これによって羽田沖のアナゴの生育環境はなんとか守られたわけです。

川が海へ流れ込む場所は河口と呼ばれ「口」と表現されますが、アイヌの人々の間では河口は様々なものを生み出すということから女性の陰部にたとえられていました。そこから生まれてくるものを綺麗にするためには、川を綺麗にすること、生活排水や産業排水など川に流れ込む水を綺麗にすること、そしてどっしりとした森にはぐくまれて生まれてくる源流が綺麗になることが大切です。そうすることで女性にたとえられる川は綺麗になります。一方、体の源流は口と鼻、ここからたっぷりの栄養と酸素が体内に注ぎ込まれます。ここが綺麗であることは、体全体の健康に直結しています。

羽田沖は、河川の豊富な水量、たくさんのエサがある干潟、遠浅で流れが穏やかな海、これらの好条件が合わさったことからアナゴの好漁場となったのですね。

かつては死の海と呼ばれ、ヘドロがたまり、海水の汚濁もひどかった東京湾。ここには流域3000万人の生活排水が流れ込んでいます。鹿児島湾には90万人の生活排水。まさに桁違いの豊富すぎる栄養源です。しかし、下水処理施設などの整備もあって、生活排水は海のメタボ（富栄養化、赤潮）の元である窒素やリンが取り除かれて海へ放出されるようになったため、生物たちもわずかずつですが昔の賑わいを取り戻しつつあります。あの汚い海の象徴とされた東京湾も、私たち一人ひとりの取り組みの結果で変えることができているのです。それならば、それよりも小さな私たちの体は、もっと少ない努力でも早く変えられるはずです。

自然も、そして私たちも、やればできる。体を海にたとえるなら、源流であるのが鼻と口、そこから酸素と栄養が体内に、しっかりと行き渡ることが大切です。そのために、鼻と口を綺麗にすることが大事なのです。

と、こんな感じで、私は患者さん方に鼻と口の大切さをお伝えしています。

命の源流を綺麗にする物語を

最近はどこの歯科医院に行っても、ブラッシングやフロスの方法を丁寧に教えてくれます。しかし、その先の「なぜやるのか」という意味づけが、「虫歯にならないため」とか「口腔内を綺麗にするため」と口に限定されてしまいがちです。そうなると、患者さんは心の中で「また、その話？」と、せっかくの聞く耳をふさいでしまいます。

その耳を開かせるには、たまには変化球も必要です。おっ！　この歯科医院はよそとは違った説明だぞ、と患者さんの気持ちをこちらに振り向かせることが必要です。

しかし、今回のような話は酒飲み向きの話であって一般向きするものではありません。「アナゴの話？　最近は歯科ではアナゴが流行ってんのかなあ？」なんてことになりかねませんから、貴院で特色のある「命の源流を綺麗にする物語」を作ってみられてはいかがでしょうか。

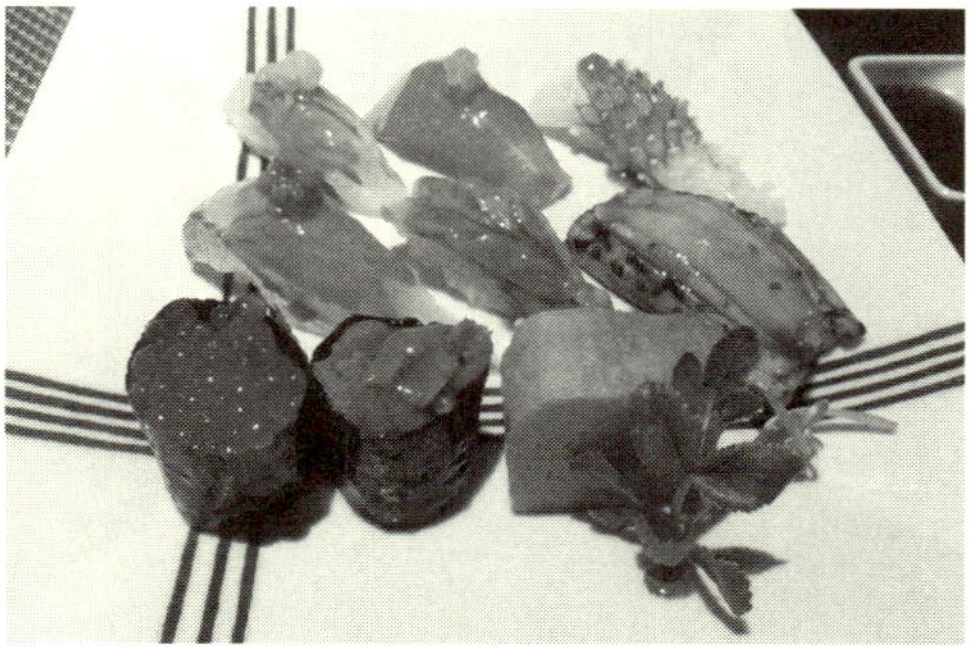

写真２　福岡・中洲の寿司屋で

今回は、羽田沖のアナゴから、口腔にリンクしてみました。ちょっと苦しかったかな？　アナゴのことばかり書いたので、甘くとろりとしたツメの乗ったアナゴが食べたくなりましたね。**写真2**は福岡のアナゴ料理の一例です。福岡へお越しの際はぜひご賞味ください。甘い醤油がお口に合えばいいのですが……。

（今回の参考文献・資料は多数に上るために割愛させていただきました。誠に申し訳ございません。）

第4回

上咽頭炎のこと（1）
～Bスポット治療（上咽頭擦過）について

私が口腔のことに興味を持って勉強を始めてから10年近くが経ちました。口腔を綺麗にすると全身がキレイになる、全身病が治っていく場合があるという事実に気をよくしたと同時に、医者よりも歯医者になった方が全身病を治せるのではないだろうか、という悩みも発生しました。

目の前に、どう考えても口腔内環境を整えた方がいいと思われる病気で悩んでいる人がいるのに、「歯磨きは命磨きだからしっかりと」とか「唾液腺のマッサージも、口の中の乾燥には効果的ですよ」といったアドバイスくらいしかできないのは、まさに隔靴掻痒という言葉がぴったりです。それは、医師としての自分自身の無力感にもつながっていきます。

ある時、関節リウマチの患者さんが受診されました。漢方専門医で漢方治療を受けているけれど、なかなか良くならないと言われるのです。処方されている薬をみてみると、なるほど納得できます。私も、口腔や呼吸のことを知らなかったら同様の処方をしていたことでしょう。漢方治療のセオリーはしっかりと押さえてはいるけれど、病態は改善しない。こんなケースに出会うことは稀ではありません。

そうです、この患者さんは口呼吸をしておられたのです。ですから、まず〝治療〟としては口呼吸の是正です。すぐに、あいうべ体操とマウステーピングを伝えました。結果は、数か月で症状が改善し、もちろん、漢方薬も止めることができました。口呼吸の弊害というのは、漢方治療ではまったく欠落している視点なのです。

ただ、依然としてこの方の口の中には歯科治療の跡がたくさんあり、これらも悪さをしているだろうから何とかしてあげたいな、と思っても、「♪だけど～僕に～は技術が無い～」と心の中で嘆くしかできないのです。やっぱり歯学部に入って歯の治療ができるようになった方がいいのでは、と妻にも相談したことがありますが、当時の経済状況や私の手先の不器用さ（これが一番の問題！）、血を見るのが苦手な性格を考えると、それはとても難しい問題でした。

そこで、医科の立場から歯科の先生に頑張ってもらおう、エールを送ろうと、患者さんへの治療の自分の立ち位置を見直して、「全身を治したいなら、まず口を治そう」と声高に主張するようにしました。それでも、やっぱりモヤモヤは消えないわけです。「俺の仕事は何なんだ？」

堀田修先生との出逢い

東京である学会に参加していた折、「見てもらいたい症例があるんだけど」と友人の歯科医から声をかけられたことがありました。その症例のことについては失念してしまいましたが、一冊の本を紹介されました。「今井先生と同じで、医科の立場から口呼吸の弊害、口腔の大切さを書いている先生ですよ」と。

著者は、堀田修[1]とありました。当時、仙台社会保険病院腎臓病センター長の肩書きを持っていらっしゃいました。後に私の盟友となる（と勝手に思っている？）堀田先生との出逢いでした。

堀田修先生をご存じの方は多いと思いますが、念のため簡単にご紹介します。

腎臓内科医の堀田先生は、ＩｇＡ腎症の患者さんを病棟で回診しているときに、扁桃に膿栓を持っている人が多いことに気がつき、これと腎臓病が関係あるのではと考えられました。ＩｇＡは、粘膜免疫の主役で分泌型のイムノグロブリンですから、扁桃が慢性の炎症を起こしていれば持続的に分泌されているはずです。

これが腎臓に沈着してしまったものがＩｇＡ腎症であろうとの考えのもと、扁桃摘出とステロイドパルス治療でＩｇＡ腎症を完治させることに成功されたのです。

私はすぐに仙台へ向かい、堀田先生にお目にかかりました（**写真１**）。これが２００９年3月のことです。そして、上咽頭炎（鼻咽腔炎）についても詳しくお話を聞くことができました。私も病気は感染症から引き起こされるのではと思っておりましたので、堀田先生のお話はストンと腹に落ちていきました。上咽頭炎！ 口ではなくて鼻、これが今の私を救ってくれるかもしれない、と。

次に、堀田先生の著書で紹介されていた文献の執筆者の先生お二人に問い合わせてみました。一人はすでにお亡くなりになっており、もう一人も入院中とのことでした。しかし、幸運なことに息子さんが耳鼻科を継いでおられて、情報を聞き出すことができ、当該文献(2)を入手しました。

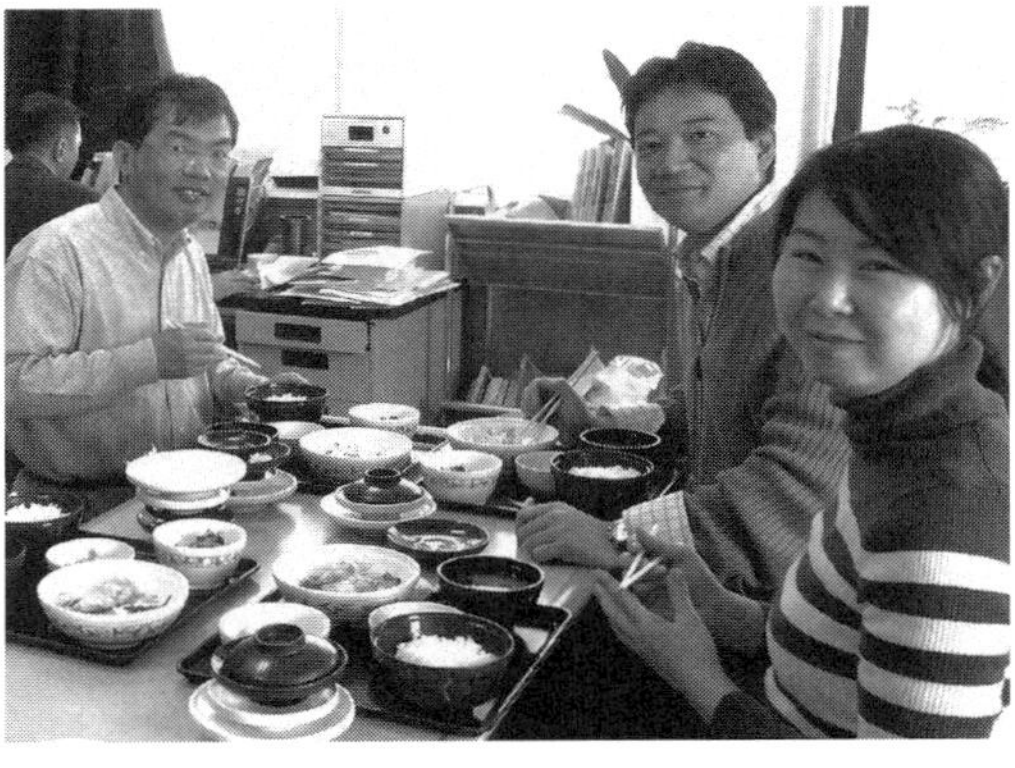

写真１　堀田先生と病院食を検食。隣りは愛妻

鼻咽腔の大切さを先人の研究から学ぶ

それでは、ここで鼻咽腔（いまは上咽頭と呼称します。**図１**）について、ちょっと深く掘り下げてみましょう。

１９２８年頃に、肩こり、項部硬直感・しびれ感、喉頭違和感、鼻閉、便秘など多彩な症状が鼻咽腔症候と称されるようになり、１９６１年に大阪医科大学耳鼻科教室の初代教授でもあった山崎春三先生がこの概

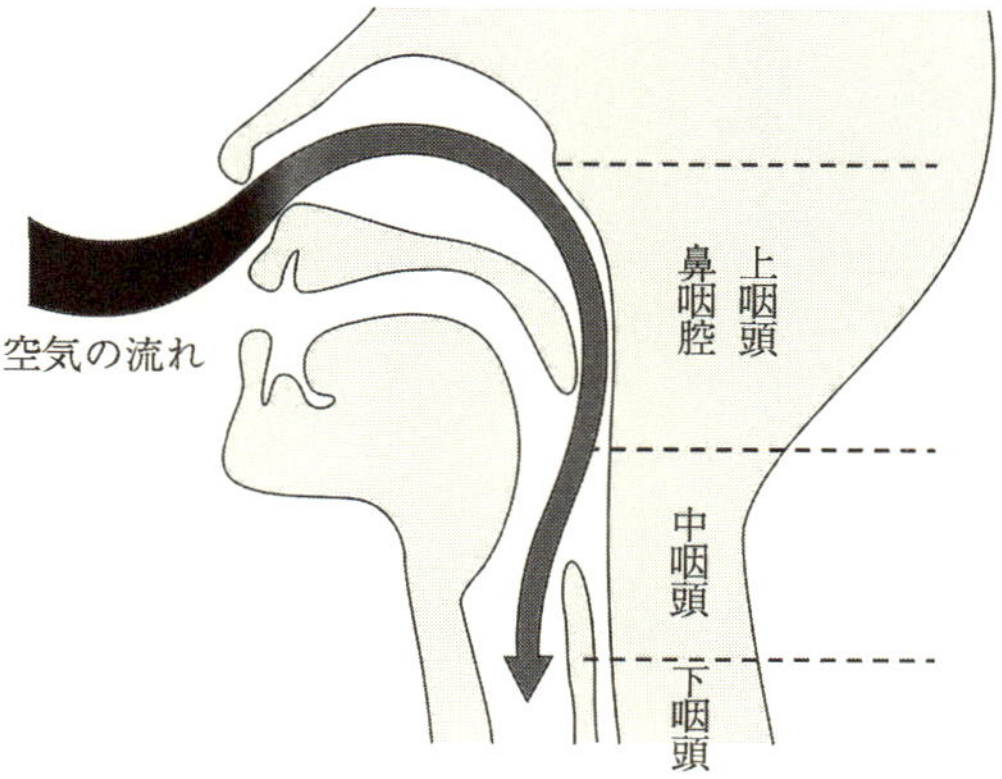

図1　のどの構造

念を発表されました。山崎先生は、ノドにおける鍼灸のツボのようなもの、と表現されています。

それから5年後の1966年に、堀口中作東京医科歯科大学名誉教授が「鼻咽腔炎」と称し、中咽頭・下咽頭とは違う鼻咽腔の特異性について述べられています。この鼻咽腔炎（Nasopharyngitis）という用語は、日本語、英語とも堀口先生の造語です[3]。本章では、堀口先生に敬意を表して、上咽頭は鼻咽腔、上咽頭擦過治療はBスポット治療（Biinku-uの頭文字Bをとって名付けられた）と呼ぶことにします。

堀口先生は著書の中で「Bスポットは、飯粒一つ紛れ込んでも著しい異物感を引き起こすほどで、これは中咽頭や下咽頭には見られない現象」であり、「Bスポットは、食物を嚥下する咽頭の一部ではなくて、空気を呼吸する〝気道〟の一部だと考える方が正しい」と記述されています。ですから、私たちが吸った空気は、

鼻孔→鼻腔→鼻咽腔→喉頭→気管→気管支→肺

と流れ込み、そして吐き出されていくのだとなります。

ヒトは、一日に2万回以上の呼吸をし、その空気の量は実に20キログラムに達します。それらの空気を加温・加湿し、異物を除去したりとかなりの労働を課せられているのが鼻であり、その通り道となる器官であり、そしてガス交換に与る肺なのです。それらは一日総量20キロにならんとする大量の空気や異物に四六時中曝されているわけです。対して口はというと、咀嚼が数千回、嚥下が数百回、口から入る食物が2kg弱と

考えると、食事の時にわずかな時間だけ（しゃべったりしなければ）異物と接しているに過ぎません。

　今年に入り、にわかにＰＭ２・５が脚光を浴びるようになりました。ご存じの通り微小粒子状物質(particulate matter) ２・５は、空気中に漂う浮遊粉塵（エアロゾル）のうち直径が２・５μm（マイクロメートル）以下のもので、石炭を燃やすときに発生する硫黄酸化物や、自動車の排ガスの中に含まれる窒素酸化物が主な構成要素とされています。黄砂がＰＭ10、スギ花粉がＰＭ30ですから、かなり小さい物質だといえます。鼻腔で捕捉される物質はＰＭ５ぐらいまでですが、それでもその半分程度は気管へ届きます。その半分の直径のＰＭ２・５は、おそらくほぼ素通りでしょう。

　ところで、地球の大気は私たちの頭上10キロメートル以上にも広がっています。私たちが暮らしている地上すれすれのあたりは対流圏と呼ばれ、ジェット機はその上の成層圏との境界ギリギリの所を飛んでいます。

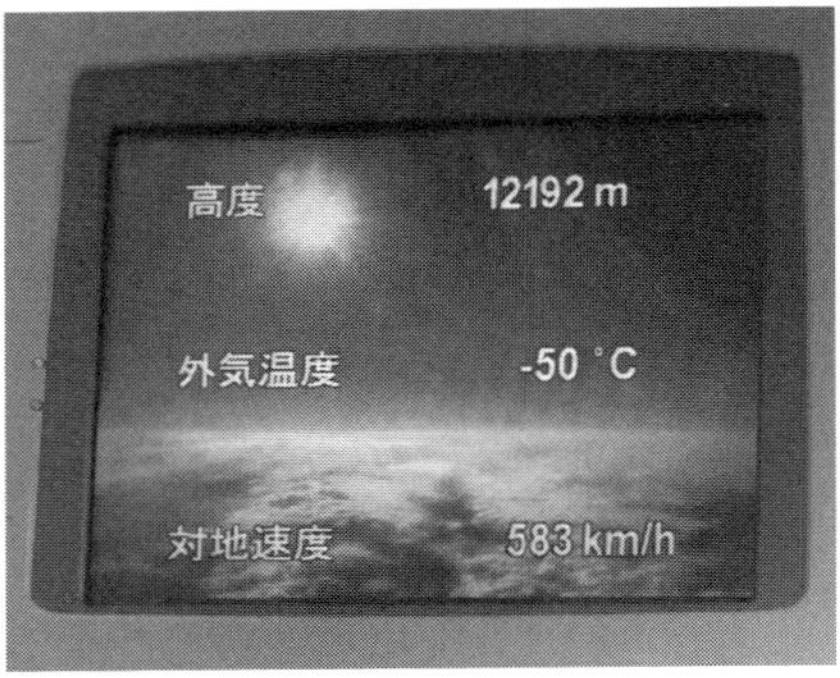

写真2　福岡空港へ向かうB777内の画面

飛行機に乗っていると、「上空1万2000メートル、外気温マイナス50度です」なんてアナウンスを聞くことがあります。対流圏では、上に行けば行くほど温度が下がっていくので、ここは南極か？　なんて温度になるのですね。

　対流圏は、緯度が低い方（つまり赤道に近い方）が分厚くなっており、約17キロあると言われています。そのさらに上空の20キロ（成層圏）は、今はなきコンコルドが飛んでいた高度です。一度乗ってみたかったですね。

　もし私たちが、地上にいるときと同じような格好で、その場にいたとしたらどんなものでしょうか。寒さ、降り注ぐ宇宙線、薄い空気で、短時間といえどもそこで生きていくのは困難です。そんな誰も住めないような環境の中で、なんと2100種類[4]にものぼる微生物が見つかっているというのです。この自然の脅威！実際はそのほとんどが人体には無害なのだそうですが、その無害な常在細菌に対して免疫異常を引き起こしてしまうのが、病巣炎症疾患のやっかいなところです。この、実に〝汚い〟空気を清浄なものにして私たちの体に取り込む役目をしている最前線基地が鼻なのです。どうです、鼻の方が口よりも大切だという気になってきたでしょう？

ふうっ、やっと鼻の話につながりました。毎度毎度、話が回りくどくてすいません。

長崎でBスポット治療を体験する

話を鼻咽腔に戻しましょう。

関係しておられた先人が次々と亡くなられて、これではBスポット治療が歴史の片隅に追いやられて消えていってしまう……そんな気さえしました。その後も、いろいろな先生を当たってみましたが、どなたも鬼籍に入られたり、入院中だったたりで情報収集は困難でした。

ある時、Bスポット治療を今でも行っているという医師を見つけました。見学を申し出てみたところ、快諾していただき、早速、燈籠《ランタン》祭で賑わう長崎へ看護師と一緒に向かいました。訪れた先は、市内中心部にある、ささの耳鼻咽喉科です。院長の佐々野利春先生は堀口先生に直接手技の教えを乞われたという貴重な経験の持ち主でした。

診療が終わられてから、生まれて初めてBスポット治療をやってもらいましたが、「二度としません！」と言いたくなる

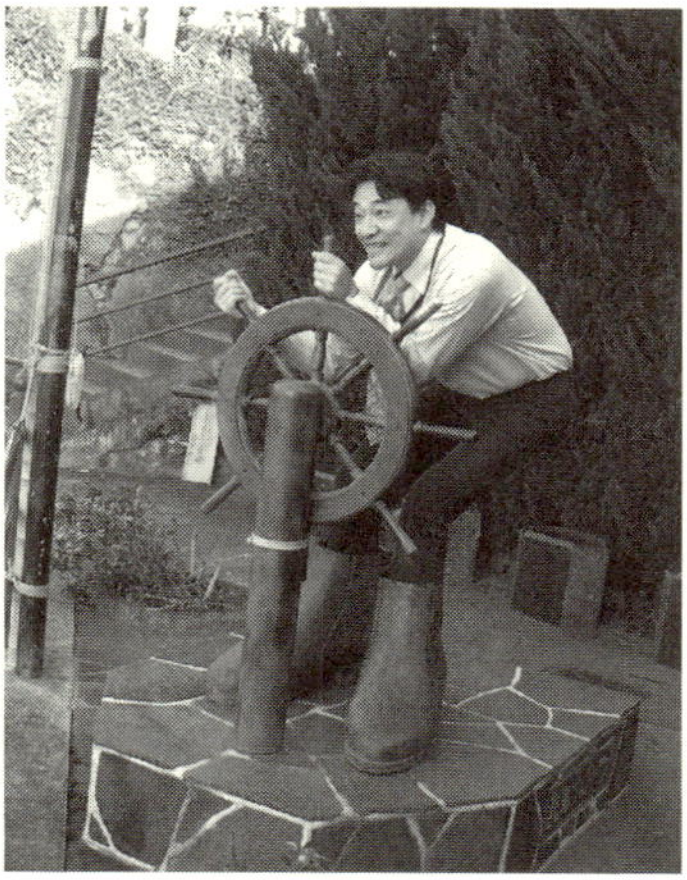

写真3　医科歯科連携に進路を取れ。
～長崎市内の「龍馬のブーツ像」にて

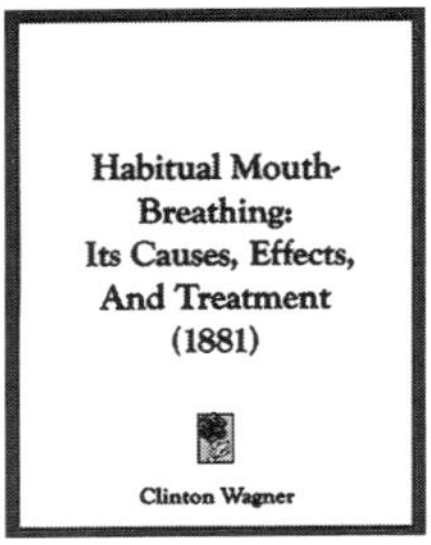

1881年に耳鼻科医のClinton Wagnerによって書かれた。

図2　Habitual mouth-breathing

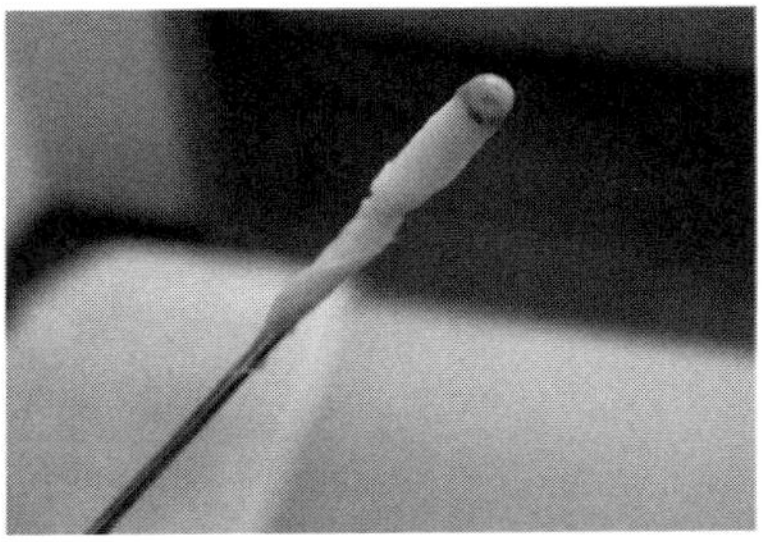

写真4　11歳女児、上咽頭擦過治療後の出血

ような痛さでした。口蓋垂の奥をこすられるのですから、頭蓋の中心部をほじられるようなものです。痛いに決まっています。

治療自体は塩化亜鉛溶液で擦過するだけですから、ものの数秒で終わります。しかし、それからじわじわと痛みが襲ってきます。そして、私も慢性上咽頭炎だったのでしょう、口の中に血の味が広がりました。同行した看護師のほうは、それほどでもない様子でした。

もう少し、鼻咽腔炎について説明します。呼吸する度に負荷をかけられている鼻咽腔に炎症が起こってしまうと、眩暈、低血圧、関節リウマチ、喘息、口内炎、胃潰瘍、糖尿病などが起こるとされています。まさに、病巣炎症疾患と同じです。診断は、巻綿子で直接擦過し、出血痕があるか否かで判断します。佐々野先生からは「たとえ内視鏡で直視しても分からない」と言われ、〝痛い〟思いをしないと診断ができないことが普及の妨げになったのかとも思われました。

Bスポット治療がなぜ改善をもたらすのかというと、①痛みによる自律神経の制御作用、②遠隔部位の疾患に対する作用、③塩化亜鉛による鼻咽腔上皮の収斂作用（消毒、殺菌作用ではなくて）が挙げられていますが、実際のところはまだよく分かっていません。痛みによる11-OHCSの分泌も関与している、との文献[5]もあります。

ところで、第二回目でジョージ・カトリンのことを記しましたが、カトリン本から下ること20年、1881年にその名も『habitual mouth-breathing』という本（**図2**）が、耳鼻科医のClinton Wagnerによって書かれています。この中にも、塩化亜鉛による治療のことが出てきています。百年以上前の人々と同じようなことをしているのが、Bスポット治療と言えるかもしれませんね。うれしいです。

Bスポット治療を始めてみると

自院に帰り、それからBスポット治療をどんどんやってみました。すると、なんと「これと同じことを堀口先生にやってもらったことがある」という患者さんがたまたまいらっしゃったのです。小さい頃に関東にお住まいだったそうで、堀口先生からBスポット治療を受けていたというのです。これには驚きました。

それからというもの、その方が受診されるたびに、「堀口先生の時はもっと口蓋帆をこすっていた」「（巻綿子を）入れるときと同じように抜くときもこすられていた感じがする」などと〝教えを乞い〟ながら、試行錯誤を繰り返しました。まさに時代を超えて、堀口先生に指導していただいているような気持ちになりました。求めれば、ばらばらの点が時空を越えてリンクしていくのですね。

Bスポット治療を始めてみると、いわゆる不定愁訴といわれる肩こり、めまい、頭痛、耳鳴り、倦怠感、動揺感などが数回の治療で改善していくことを経験しました。特に、肩こり、片頭痛には著効を示すことが多く、今までどんな治療をやってもダメだったというケースでも、ウソのように改善するのです（こうやって書くと、なんだか「かみ合わせ治療で何でも治る」なんてフレーズに接したときのような、一種の〝とまどい〟を感じますね。う～ん）。

これは、口腔内の微少炎症に的を絞っていた私にとって喜ばしいものでした。だって、医科としての面目躍如ではないですか。

ここに来て、口だけでなく鼻も命の源流、上流であり、両者を綺麗にすることが、全身を綺麗にすることだと分かってきました。考えてみれば当たり前のことなんですが、人間って当たり前のことに気がつかないものですね。感謝感謝。

「歯科的治療はばっちりなんだけど、症状の改善が今ひとつなんだよなあ」と、治療に苦戦中の患者さんをお持ちでしたら、慢性上咽頭炎をちょっと思い出してください。

日本病巣疾患研究会を発足

ところで、堀田先生と私、そして仲間の歯科医達と一緒に、日本病巣疾患研究会をつくりました。微少な炎症が慢性的なストレスとなり、感染症から免疫異常を引き起こして様々な病気（病巣炎症疾患、病巣感染症）を引き起こしていくのだという考えのもと、医科歯科を横断して患者さんを治していこうという研究会です。世界中で一番多く罹患しているといわれる歯周病治療も、もちろんとても大切な一分野です。興味を持たれた方は、ぜひご入会くださり、共に手を取り合って次の医療に向けて歩いていこうではありませんか。

文献

（1）堀田修：慢性免疫病の根本治療に挑む、悠飛社、２００９
（2）山野辺守幸：鼻咽腔の役割、耳鼻咽喉科展望、47（6）：４６０〜４６４頁、２００４
（3）堀口申作：原因不明の病気が治る、１９８４、光文社
（4）DJ. Smith : Intercontinental Dispersal of Bacteria and Archaea in Transpacific Winds, Appl. Environ. Microbiol. February 2013 ; 79 (4) : 1069
（5）岡田素行：慢性関節リウマチと鼻咽腔炎、日耳鼻、79巻、８７８〜８９０頁、１９６７

第5回

上咽頭炎のこと（2）

～その診断と対処法

前回は、慢性扁桃炎、口腔感染症という二大原病巣に加えて、新たな病態としての上咽頭炎（鼻咽腔炎）について説明しました。今回は、病巣疾患を掘り下げるとともに、上咽頭炎の治療について述べてみます。

FITに再び脚光が

1900年前後は、病巣感染説（focal infection theory：FIT）が流行った時代でもありました。ビリングス（Billings）は、原病巣として扁桃が60％、歯牙口腔が24％、女性付属器、消化器などが残りを占めるとしましたが、これに慢性上咽頭炎が加わることは前回書きました。

FITにとって一番の致命傷はコントロールされた研究がないことで、すでに古くさい問題であり、とっくの昔に片付いたと思っている医療者も少なくありません。ところが、最近では歯周病と糖尿病、関節リウマチなどの全身疾患との関係が明らかになってきて、時代の影に隠れていたFITにまた光が当たるようになってきました。喜ばしい限りです。

ところで、歯周病は英語でperiodontitisですから、ペリオと略称されます。歯科医とのお付き合いが増えてきた頃から、さまざまな歯科用語を覚えるようになりましたが、このペリオも全く想像も付かない用語でした。

歯周病というと、歯や口腔内の病気や症状だけだと思われてもいけませんから、ペリオという言葉を、メタボ（メタボリック症候群）やロコモ（ロコモーティブ症候群）のように、〝よく分からないけれどなんだか身体に悪いみたいよ〟って、井戸端会議に登場するくらいの言葉にしたいものです。ですから、私は一般の方向けの講演の際も、歯周病という言葉は使わずにペリオと言っています。ペリオも、病巣疾患の原病巣ですから。

慢性上咽頭炎があると

慢性上咽頭炎は体にどのような変化を引き起こすのでしょうか。症状については**図1**をご覧ください。上咽頭部を中心としていろいろな症状が列挙されていますが、これらは〝不定愁訴〟と呼ばれて、やっかい扱いされている症状とも重なるところがあります。そうです、上咽頭炎は〝不定愁訴〟の元凶になっている場合が少なくありません。

ところで、私は不定愁訴という言葉はあまり好きではありません。というのも、症状は固定していて訴える内容は同じということが多いからです。あれこれ考えつく治療をしても奏功せず、困ったときに付けられるのが〝不定愁訴〟ですね。

でもそれは、症状の原因を医療者が把握できず、自分の理解の範疇を超えたものとして謙虚にとらえようとするなら、不定愁訴という言葉にはならないと思うのです。あくまでも、こちらの臨床手腕の問題なのだ、と。もちろん、詐病とかミュンヒハウゼン症候群などの場合は別ですよ。

ある中年男性のケースですが、彼は片頭痛でもう何年も悩んでいました。脳外科はもちろん、歯科でかみ合わせを見てもらったり、心療内科でストレスケアをしたり、安定剤を服用したり、男性更年期を疑ったりと、いろいろ試してみるのですが、酷いときは一日で4箱の鎮痛剤を服用することもありました。こうなる

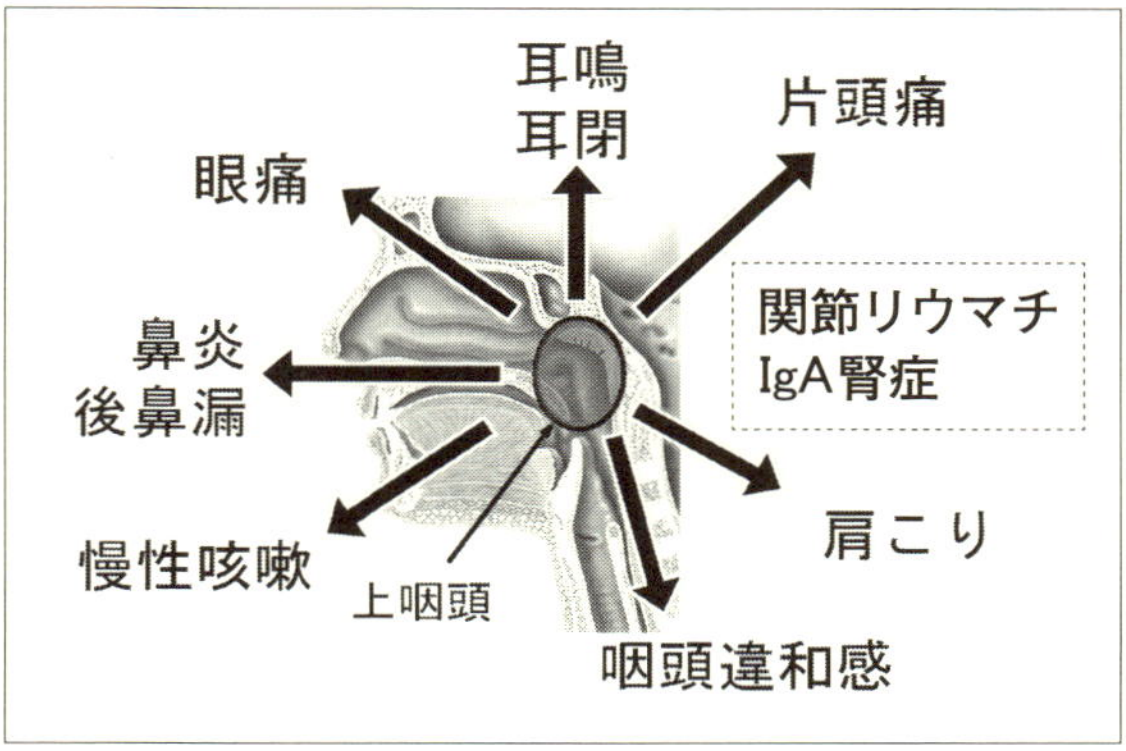

図1　慢性上咽頭炎によって引き起こされる症状

と薬物乱用も念頭に入れねばなりません。

ひょんなことから当院を受診し、上咽頭炎の診断をしました。上咽頭擦過治療（前回参照）を週に1回行ったところ、薄皮を剥ぐように頭痛がなくなっていき、ついに3か月後には鎮痛剤も不要になりました。

ここで私は、自分のことを自慢したいのではありません。私も上咽頭炎のことを知らなければ、これまでの医師同様、彼の症状に対して無力だったのですから。そして、〝片頭痛〟〝不定愁訴〟と診断を下していたかもしれません。「後医は名医」という箴言は、常に頭の片隅に置いておかねばなりません。

大切なことは、やはり目の前の患者さんが教科書であって、それをどう解釈していくかには医療者の力量が問われますから、日々の研鑽が必要だと……。まあ、これをお読みの先生方は十分おわかりでしょうから、これ以上言葉を重ねませんが。

ただ専門家というのは、どうしても自分の範疇の病気に解釈を求めがちです。たとえば、ある患者さんが「片頭痛でいろいろな病院に行ったけど良くならない」と歯科医院を受診したとして、「よっしゃ、それはかみ合わせの問題だから、まかせといて！」というふうになるかもしれません。ところが、原因が上咽頭炎だったとしたら、いくらかみ合わせを正したとしても治癒には至りません。そこで、歯科的な愁訴とも関係ある上咽頭炎のことを、ちょこっと覚えておいていただきたいのです。

簡便な鑑別方法

それでは、この上咽頭炎を簡便に識別できる方法は無いのかというと、実はそれがあるんです。耳の後ろにある乳様突起を斜め後ろの方向から頭の中心部に向かって圧迫してみて、痛みを生じたり、付着部の腱の腫脹を感じるような場合には、上咽頭炎があるかもしれないと判断します（**写真1**）。肩こりや頸部周囲のリンパ節での炎症でも同様の反応が出ますが、その際は随伴症状などがありますから鑑別は容易です。

歯科では、ユニットに横になった状態で乳様突起部を押圧するだけですから、すぐにできます。かなり痛みを訴える方もいらっしゃいます。そんな方は、頭痛や眼痛、肩痛といった上咽頭を中心とした関連痛と思われる症状を持っていることがあります。口腔の治療を行ってもそれらの愁訴が消えない場合は、一度疑ってみても良い病態です。

慣れてくると、乳様突起付近をちょっと触っただけで炎症のあるなしが分かるようになりますので、最初の頃は分かりにくいかもしれませんが、頑張って触ってみてください。

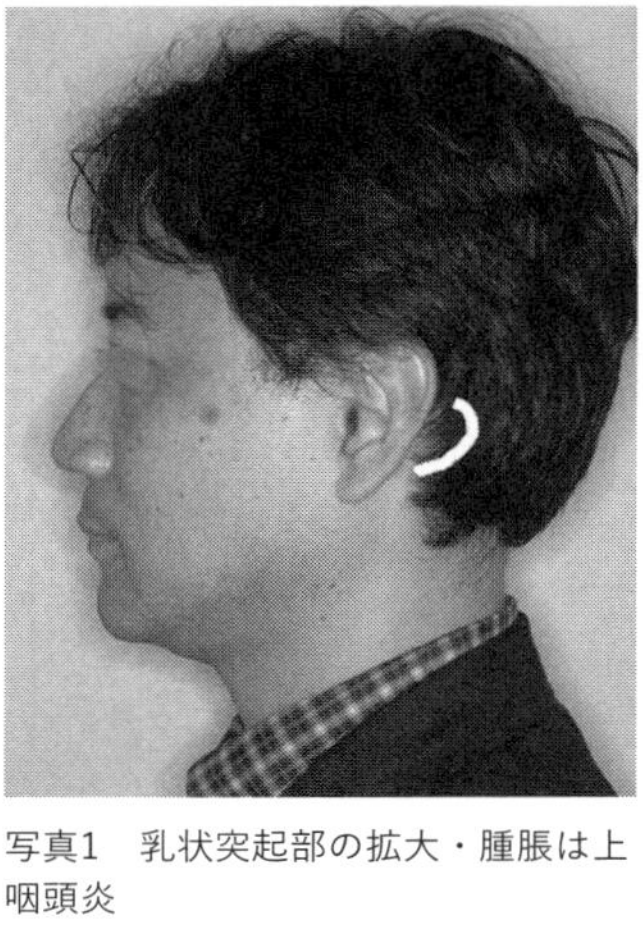

写真1　乳状突起部の拡大・腫脹は上咽頭炎

歯科でできる対処法

でも、「上咽頭炎と診断が付いたところで、どうすりゃいいのさ。耳鼻科へ紹介した方がいいのか」という疑問が当然わき起こってくると思います。そこで、その時の歯科でできる対処方法をお教えします。

まず、痛みがあるところのマッサージです。これは患者さん本人にもできます。上咽頭炎があるために、関連痛として付着部位の腱や筋肉の腫脹や硬直がありますから、それらを自分でもみほぐすことによって、間接的に上咽頭炎を制圧しようとする方法です。これがもっとも簡単で、副作用の心配もありません。

さらに、「直接、上咽頭をどうにかすることはできないのか」という方のためには、患者さん自身が行う点鼻や鼻うがいという方法があります。

ところで、プールで泳いだ後に眼を洗いますか？　いまでは洗わなくなってきています[1]。洗顔のための水道施設があっても使いません。理由は二つあります。①水道水中の塩素により角膜上皮が傷ついてしまう恐れ、②角膜表面のムチンを洗い流してしまい表面の保護がなくなってしまう恐れ、です。

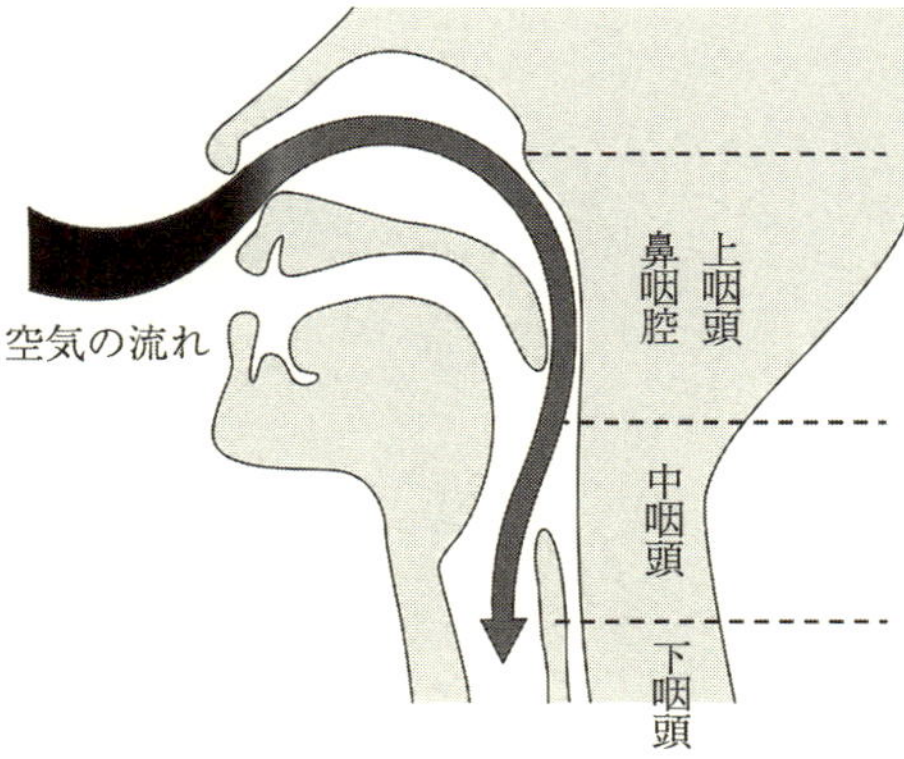

図2　のどの構造

このムチンはご存じの通り、唾液にも含まれる水分保持成分です。鼻うがいでも、あまりたくさんの生理食塩水を使うとこのムチンも流れてしまい、粘膜上皮の保護がおざなりになってしまう恐れがあります。ですから、鼻うがいをするときは大量の生理食塩水（１００ccとか２００cc）で洗い流さずに、10cc程度の少量でかまいません。

二つの鼻の穴から流入した外気は、鼻甲介を過ぎて再び合流し、上咽頭部で急激に角度を変えて下方へ向かいます（**図2**）。ここで大きな乱流が発生し空気がよどんでしまいます。呼気の際は、肺から吐出された空気は頭側へ向かい、やはり上咽頭部でその向きを大きく変えられて外鼻孔へ向かいます。この空気の流れが一日に2万回（往復で4万回）行われ、空気の量として20kg（1万5０００L）もの量が出入りするわけですから、その経路にあたる上咽頭部が汚れることがわかりますよね。

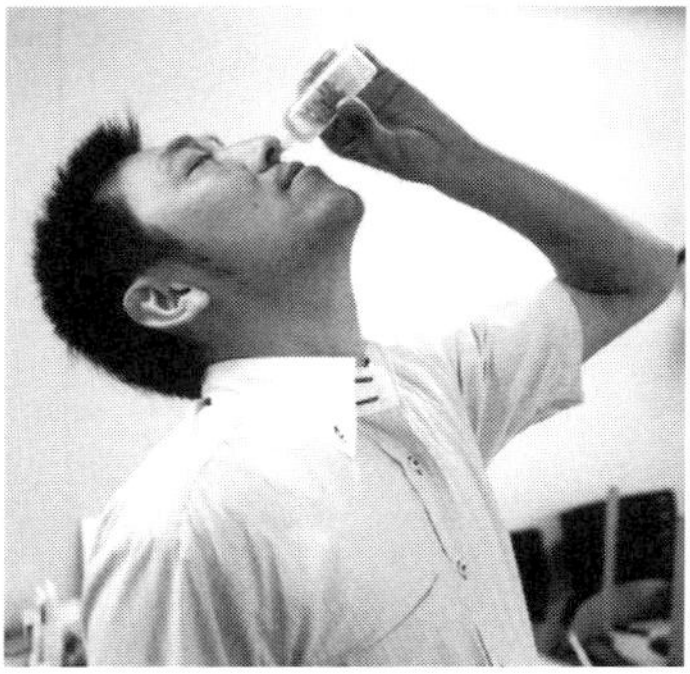

写真2　馬油を点鼻

　鼻には空気の汚れに負けないように、いろいろな機能が備わっています。それらの機能を十分に働かせるためには、まず上皮を乾燥させないことです。乾燥すると、上皮の線毛がちりちりになってしまい、その機能を果たせなくなってしまいます。そういう点からも加湿は大切ですね。

　さて、人為的に加湿をするとしても、絶えず水を垂らすというわけにはいきません。そこで油膜で被覆することを考えます。まずは馬油です。代表的なものに、ソンバーユという商品名のものがあります。馬油は、本草綱目（16世紀、李時珍が記した本草学書）に馬膏とし「面皯、手足の皴粗《しゅんそ》を治す」とされています。馬肉から油脂を漉した後、数年寝かせるのですが、その上澄みは液状（油分）になります。元々やけどの治療としても使われていたものですから、炎症を抑える働きがあります。これを点鼻して上咽頭を保護します（**写真2**）。これだけで愁訴が改善する場合があります。

　では、**写真3**を見てください。尋常性乾癬という皮膚病です。乾癬というのは皮膚が角化をすることで、尋常性は「普通の」という意味ですから、「普通の角化症」と呼称すればいいと思いますが、なんだか難しい漢字を使っていますから、とっても怖い病気のようなイメージになってしまいますね。本態性高血圧や本態性振戦も、原因不明を本態性と言い換えているだけで、患者さんは「どきっ」となってしまいます。

　それはさておき、この尋常性乾癬では、アウスピッツ現象やケブネル現象といった医師国試対策の言葉ばかりが真っ先に頭に浮かぶのは、なかなか有効な治療法がないからかもしれません。一般的な治療としては、副腎皮質ホルモン剤（ステロイド剤）やビタミンD製剤の塗布、内服としてエトレチナート（ビタミンA誘導体）やシクロスポリン（免疫抑制剤）が使われます。最近では、関節リウマチの治療でおなじみの生物学的製剤も使用されるようになってきました。

ところが、それでは治らない患者さんもいるというのが世の常で、当院にはそれらの治療で奏功しない方が受診されます。皮膚の病変ですから、患者さんがまず皮膚科を受診するのは当たり前で、５年10年と受診して、なかなか治らないぞ、これは変だぞと不安になり、他科への受診を考えるようです。

この方も、ステロイド剤塗布である程度落ち着いていたのですが、やはり塗り続けることへの不安があり受診されました。いろいろとやってみたのですが、芳しい結果が得られません。でも、患者さんは〝藁〟をつかみに来ているのですから、藁は藁なりの結果を出してあげたいと頭を捻るわけです。

この方の場合は、最終的にミサトールリノローションの点鼻で**写真４**のように急速に改善しました。ミサトールは、ウメエキスを点鼻用に改良したもので、鼻への刺激はほとんどありません。

馬油とミサトールの二つは入手も容易で、自分でできるノーザルケアです。

口と鼻は命の入り口ですから、両方を綺麗にすることが体を綺麗にすることにつながるのですね。口だけキレイにしてもダメですし、もちろん鼻だけきれいにしてもダメ。どちらもキレイにすることが望まれます。

歯科治療が上手くいっているのに、なんだか患者さんの悩みがスッキリと解決しないないなあというときは、思

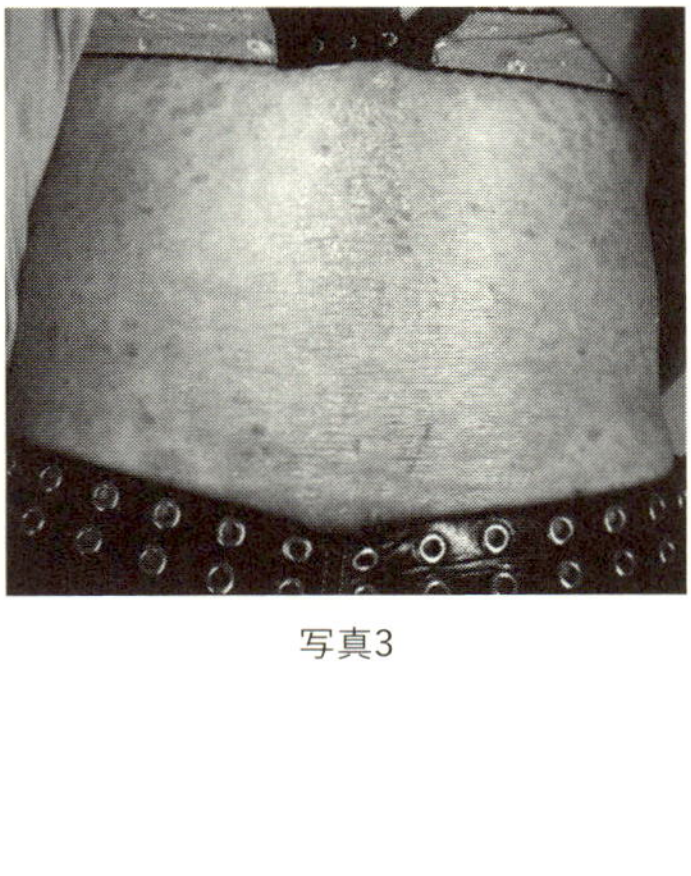
写真3

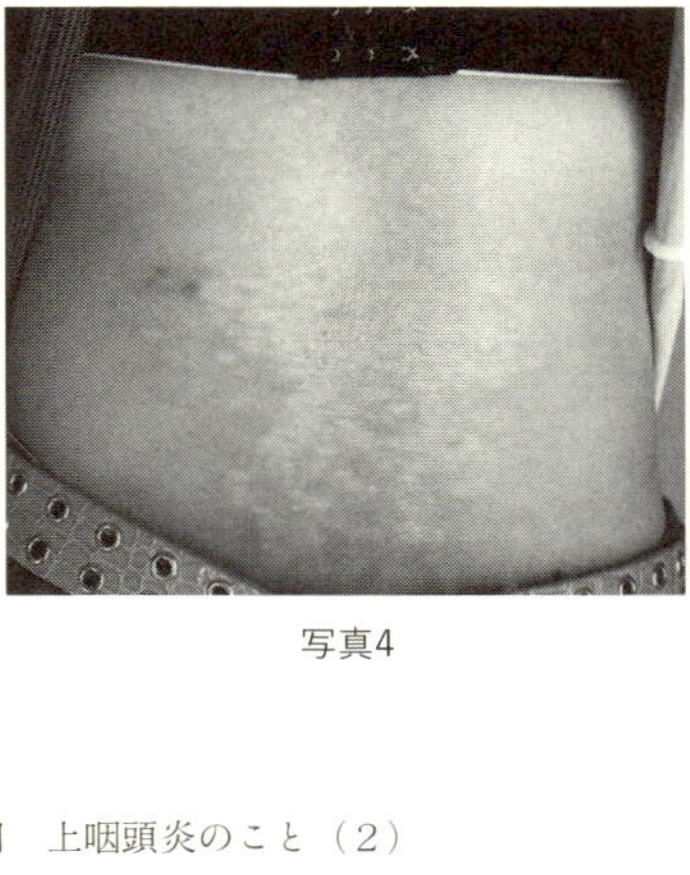
写真4

い出してください、上咽頭炎のことを。

文献

（1）Ishioka, et al : Deleterious effects of swimming pool chlorine on the corneal epithelium. Cornea. 2008 Jan ; 27 (1) : 40 - 43.

第6回

口呼吸が増えたのは日本人が正座をしなくなったからか?
～座り方にもいろいろ

アナゴ(第3回)と上咽頭(第4回、第5回)の話で2回目(口呼吸弊害論)の続きが飛んでしまいました。今回は忘れないうちに口呼吸の続きから入ります。

"やる理由"は医療者側の論理

あいうべ体操を患者さん方に指導し始めたのが8年ほど前。何よりも口呼吸が悪い、口呼吸を辞めさせるには口を閉じるようにするのが一番と考え、歯科医療者がやっていたいろいろな方法や器具を試してみました。

ここで、一つの難問が生じました。歯科材料業者に電話をして問い合わせると、「医科なのですが」と言ったとたんに「お取り引きできません」と断られてしまうのです。おそらく、反対に歯科から医科材料業者へでも同様の対応をされると思います。

医科歯科連携の大きな障壁を感じました。どうにかして手に入れたいと思いますが、何ともなりません。仕方なく、友人の歯科医を通して資料や器具を手に入れることにしました。

ところが、そうやって入手した器具を患者さんに購入してもらうのが、また一苦労なのです。私の勝手でやっていることですから勤務先の病院がやってくれるはずもありません。外来で丁寧に時間をかけて説明して、やっと購入してもらいました。

患者さん方も、薬を処方されることには慣れていますが、膠原病などの治療のために口を閉じさせるグッズを購入するということには、あまりの結びつきの薄さに面食らう人も出てきます。その時ばかりは、私を信じていただくしかありませんでした。

さて、ようやっと購入していただいたり、長い説明をしたりして取り組んでいただけたと思っても、

「旅行に持って行くのを忘れたので、しませんでした」

「無くしてしまったので、できませんでした（二度目は買いません）」

などと、こちらのやる気を一撃で冷やしてくださるようなコメントに接したりすると、（私は真剣に薬を使わずに病気を治したいと思っているのに、この人達は自分の病気をそこまで深刻に受け止めていないのか）と、嘆き節の一つも出てきます。

しかし！　それは、こちら（医療者）側の論理だったのです。リハビリにしろ、服薬にしろ、患者さんは、したい、やりたいとは思っていません。仕方なく継続している人はまだ良い方で、ほとんどの人は、分かっちゃいるけど……と、行動できずにいることの方が多いですね。これはおそらく歯科でも同じでしょう。

人は、百のやるべき理由があったとしても、一のやらない理由があれば行動を起こしません。歯を磨いた方が良い理由を百並べ立てたとしても、歯ブラシがなかったらしません。いろいろな〝健口〟体操をやる百の理由があったとしても、やらない理由が一つでもあれば行動に結びつきません。筋力維持のためにウォーキングをする百の理由や動機付けがあったとしても、雨が降ったとたんにそれらは雲散霧消してしまいます。

〝やらない理由〟があると継続しない

そう考えてみると、診察室での様々な〝指導〟は、実はやる理由ばかりを挙げていることに気がつきます。

やる理由は後からでもいいので、やらない理由を一個ずつつぶしていって、それが無くなれば患者さんはあとはやるしかないのです。

たとえば、いろいろな健口体操の〝やらない理由〟を挙げてみましょう。患者さんは、

「道具を忘れた（無かった）」
「音が出て恥ずかしい」
「動作が難しかった」
「周りに人がいた」
「細かいことを忘れてしまった」

などと、ちょっとしたあらを見つけては、やらない理由としているのです。あいうべ体操は、このやらない理由をどんどんつぶしていった結果、患者さんにやらざるを得ない状況をつくってさしあげることができたので、継続して取り組めて、口唇閉鎖の大切さを実感することにつながったのです。

これは、私が歯科の門外漢だったからできたとも言えます。専門家は、伝えたい大切な内容が多すぎて、シンプルにできなくなってしまいがちです。いろいろな健口体操も、専門家が頭をひねって、患者さん達のためにと一所懸命生み出したものだと思いますが、やらない理由がある限りは、継続することは大変に困難なのです。

あいうべ体操は、口を閉じることに特化して、とにかく覚えてもらおう、記憶の片隅に引っかからせようと、贅肉をそぎ落としていったのが功を奏したのでしょう。自分の肉体の贅肉もそのようにしたいのですが、こちらはかなり手強い……。

私は運動が大の苦手です。しゃべるのは得意中の得意なのですが、体を動かすのは不得手です。それでも小さい頃は剣道を習っていました。なんと「正座をいつもしているから」という訳のわからない理由で、親に勧められるまま。もちろん、すぐに挫折しました。人に叩かれて、あんな痛い思いをするのはつらいです。同様の理由で、柔道の授業もサボりがちでした。人から床に投げつけられるなんて、いやですから。

話を戻しまして、私は診療で変形性膝関節症などをよく見ますが、まだまだ日本の文化では正座ができた方がいい場面が多いですね。でも、膝痛で受診すると「正座は一生禁止」と簡単に告げられてしまいます。患者さんのお尻と踵をキスさせること（つまり正座）に無上の喜びを見いだす私からすると、あまりに可哀想な話です。

講演会場での質問から

口呼吸の弊害について講演した後に、時々質問されるのが「なぜ、口呼吸になるのですか?」というものです。一言で答えられるくらいなら講演中に話していますよ、と心の中で軽口を叩きながら、「まあ、いろいろな原因があってですねぇ」と言葉を濁すしかありません。

こんなふうなオープンクエスチョンを質問されると、もう一回講演をしなければならなくなります。講演料を上積みしてくださるなら大歓迎なのですが……。

診療の最初はオープンクエスチョンの「今日はどうされましたか?」で始めた方が良いですが、講演会の質疑応答ではできるだけクローズドクエスチョンの方が演者にとっては親切です。皆様も講演をされたことがおありでしょうから、分かるでしょう?　質問者になられたときには答えやすい質問にしてください（笑）。

クローズドクエスチョンとは、文字通り閉ざされた質問、ハイかイイエで答えられるようなものです。

「あなたは男ですか？」　→　「はい」

「いま息をしていますか？」　→　「はい」

「いま寝ていますか？」　→　「いいえ」

こんな感じです。

まずはオープンクエスチョンで問診していくというのは教科書的ですが、診療を受ける側としてはクローズドクエスチョンでたたみかけられた方が満足度が高くなるという、ちょっといやな事実もあります。

「口呼吸をするようになったのは正座をしなくなったからと聞いたことがありますが、どのようにお考えですか？」

あるとき、講演後に会場からこのように聞かれたことがありました。これは開かれた質問ですが、質問の的が絞られていいてとても答えやすい聞き方です。質問者自身も、口呼吸の弊害について深くご存じのようで、いろいろと理由を挙げていらっしゃいました。

口呼吸の成因に関しては、歯科的、医科的、心的、身体的、社会環境的問題とそれぞれに分けて考えねばなりませんので、その労力たるや大変です。考えれば考えるほど一言で言えないのですが、ワンフレーズを求めてしまう気持ちもよく分かります。

さて、この正座と口呼吸の質問、あなたならどう答えますか？　今回はこの質問に的を絞り、正座をしなくなったことが口呼吸の原因かどうかを考えてみます。

こんなにもある正座の形

ところで、正座というとき、どのようなものを思い浮かべられるでしょうか。文字であらわすなら、床の上で両膝を完全に屈曲させ、足関節は下腿骨が床と平行になるくらいにまで底屈した状態、と説明できるでしょうか。

この正座という言葉が頻繁に出てくるのは意外と新しく、明治時代も後期になってからです。それまでは（いうなれば）端座《たんざ》と呼ばれて、いろいろな座り方の一形態だったのです。それが明治政府の方針により〝正しい〟座り方とされ、正座と呼ばれるようになりました。

それまでは正しい座り方というものは無く、各々の場面に応じた座り方を選択していたようですが、正座が多用されることはありませんでした。そもそも正座の歴史は浅く、せいぜい三世紀足らずのことです。

たとえば、正座が〝正しい〟座り方であると思われている茶道ですが、立て膝が基本とする文献もあり、茶立ての時にも、正座や胡座《あぐら》がとられていたようです。有名な千利休の肖像画も胡座をかいて坐っています。博多の豪商で秀吉に気に入られていた神屋宗湛の絵でも胡座をかいています。戦国武将で茶人の古田織部を主人公として描かれた漫画「へうげもの」では、正座はもちろんのこと、立て膝、胡座、安座など様々な座り方で茶に興じる様子が描かれています。

さて、この正座にも様々な形があるようです。谷田部に習って、当院の女性スタッフにやってもらいました。まず、草《そう》の端座です（**写真1**）。左右の踵を開き、そのあいだにお尻を入れます。端座では一番楽な姿勢です。

次が、行《ぎょう》の端座（**写真2**）です。どちらかの足の甲を、他方の足の裏に重ねます。これは坐ったまま動けるような安定性があります。私は、正座と言えばこれだと思っていましたし、この行の端座しかやりませんでした。柔道家の嘉納治五郎はこれを趾座《しざ》と

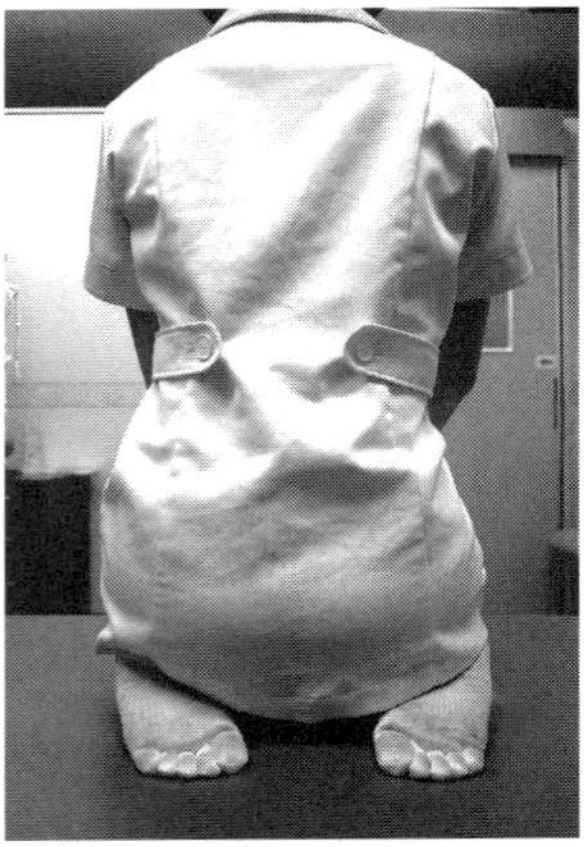

写真1　草の端座

呼び、弟子に指導していたと言います。

最後が、真《しん》の端座です（**写真3**）。足先を平行にそろえ、踵にお尻をしっかりと載せた状態です。足首が硬いと難しい座り方で、私にはかなり困難でした。

この三つの正座、背後から見ると、足下の変化はもちろんですが、背筋の緊張具合もそれぞれ違っているのが分かります。私には真の端座が一番引き締まって見えます。

さあ、皆さんは正座と言われて、どれを思い浮かべられたでしょうか。草の端座から、さらに足首を外に開いて、お尻が床に着くくらいになる、通称「女の子座り」といわれる割座を正座と思っておられた人もいるでしょうね。座り方一つにもいろいろな歴史があることが分かって面白いですね。

では、なぜこのような正座をしなくなったことが口呼吸の原因だと言われるようになるのでしょうか。不思議ですね。あまり関係ないような気もします。

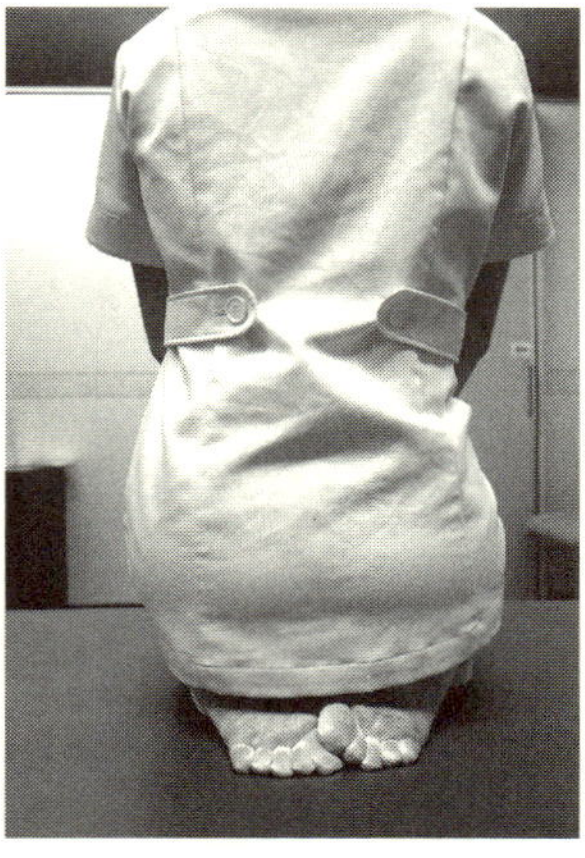
写真2　行の端座

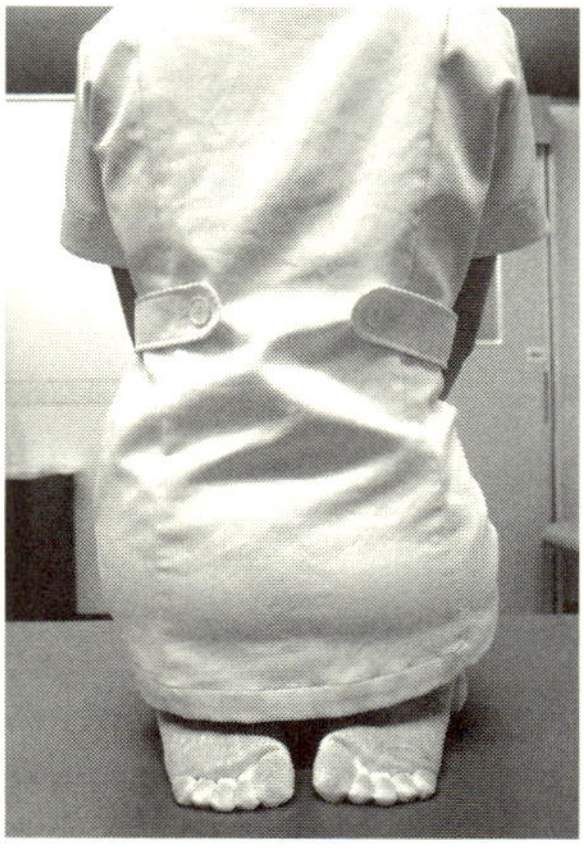
写真3　真の端座

正座をする民族は世界でも極少数派

２０１１年にアカデミー賞脚本賞を受賞したウッディ・アレン監督の「ミッドナイト・イン・パリ」では、ノスタルジック（懐古主義）な主人公が現代から突然１９２０年代のパリに迷い込みます。真夜中を過ぎて鐘が鳴ると、どこからともなくクラシカルプジョーのタクシーが現れて古い時代へ連れて行かれるのです。そして、あこがれの時代に行き、ヘミングウェイやピカソなどの超有名人に次々に出会います。ところが、そこで出会った女性が「昔は良かった」とさらに古い時代に思いを馳せてため息をつくのです。現代に残してきた恋人と時間旅行をした先の恋人との間で揺れる主人公のとった決断は……見てのお楽しみに。

正座をする民族はとても少ないようです。ヨーロッパでは、床に座るのは職業上必要な場合か、奴隷などの身分の低い人たちだったとされ、地べたに腰を下ろすこと自体が頻繁ではなかったようです。正座のことをJapanese sittingとも表現することから、いかに正座が外国人から奇異なものに見えるかがわかります。

正座をしなくなったことが口呼吸の原因であるとすれば、正座をしていない民族はみな口呼吸ということになりますから、この命題が間違いであることは簡単にわかります。そのうえでなのですが、私はこのような説が出る背景には、古いものを捨て去ってしまったことが問題だ、昔は良かったという安易な懐古主義があるのではないのかと危惧します。温故知新はもちろん大切ですが、古い習慣だから良いとは限らない点に注意が必要です。

先の映画の主人公も言われるのです。「抗生物質などなく、医療も発達していない時代は怖いよ」と。今が最高だとは言いませんが、けっして昔が良かったわけでもありません。口呼吸には現代の環境も関係していると思いますが、それでは昔に戻りましょうと言って、どれだけの人が実行できるでしょうか。現代社会の恩恵を受けながら昔の知恵を拝借するというスタイルが、私には一番合っているのかな？

今回の命題である「正座をしなくなったことが口呼吸の原因である」の信憑性は10％程度と判断します。私が検索しえた範囲ではこのようなことは証明できませんでした。言い出した人にはそれなりの理由があったのだと思いますが、見つけられませんでした。

今後は、このような質問があった場合には「質問者のおっしゃる正座とは、草、行、真のいずれの端座のことですか？」などと意地悪く質問返しをしてみます。ご注意ください。

〈参考文献〉

谷田部英正：日本人の坐り方、集英社、２０１１
谷田部英正：たたずまいの美学、中央公論新社、２００４
齋藤　孝：坐る力、文藝春秋、２００９
丁　宗鐵：正座と日本人、講談社、２００９
森　義明：坐のはなし―坐りからみた日本の生活文化、相模書房、２００５

第7回

関節リウマチ罹患者には虫垂炎の既往が多い
～盲腸は善玉菌のプールという仮説

みらいクリニックでは、開院してからというもの一貫して「カラダの使い方を治《なお》す」ことを治療の基本的柱にしてきました。何とかとハサミは使い様、と言われますが、ハサミや鉛筆などの日常生活用品には〝正しい〟使い方があります。たとえば、ナイフは正しく使えば色々な用途に役立ちますが、正しく使わないこともできます。ですから、飛行機に乗るときに「私はナイフを正しく使えますし、正しく使います」といくら強弁してみても機内に持ち込むことはできません。正しい使い方というのは目的が明確になってこそですから、リンゴの皮をむくという目的と何かを傷つけるという目的とでは、正しい使い方が変わってきてしまうということが分かりますね。

道具は〝目的に適《かな》って〟正しく使うことができなければ、その能力を十分に発揮できないどころか、使うことによって人を傷つけてしまったり、本来の用途とは全く違う目的を果たすことになりかねません。

このように人がつくった道具でも正しい使い方とそうでない使い方があるのなら、誰がつくったのか分からないがかなり精巧にできている人体にも使い方があるはずです。その正しい使い方を習うことは医学教育には大切だと思いますが、あまり教えられた覚えがありません。残念です。

たとえばです。私たちは歩くときに、どちらに向かって歩くでしょうか。そうです。前に向かって歩きます。これはどうしてかというと、目が前を向いていますし、前に歩くように体のつくりができているからです。横にも後ろにも歩けますが、前に歩くことが理に適った移動方法なのです。

関節リウマチ患者さんの既往歴をみると

当院には、関節リウマチを主訴に来院する患者さんが多くいらっしゃいます。現在、全国で約70万人の方が悩んでいるといわれる関節リウマチは、自己免疫疾患・膠原病の代表的疾患です。関節滑膜に対する自己抗体が何らかの機序で産生され、関節内の炎症を起こし、軟骨、骨の破壊が起こってしまう疾患です。

関節は、関節包に包まれていますが、関節包は、外側の線維膜と内側の滑膜からできています。滑膜は、滑液を分泌し、関節の動きがスムーズに行われるようにしています。よく「整形外科で膝関節の水を抜いた」と聞きますね。その〝水〟が滑液です。

滑膜に炎症があると、滑液の分泌が亢進して関節が腫れることになります。滑液は通常、淡黄色透明ですが、炎症があると混濁してきます。関節リウマチの患者さんの滑液には、歯周病菌のDNAが見つかることがあります(1)。

みらいクリニックの初診時問診票は、既往歴にチェックをするしくみになっています（**図1**）。これは、ただ単に「これまでかかった病気を書いてください」と記していても、患者さんが思い出せなかったり、大したことないからと記入しなかったりすることが考えら

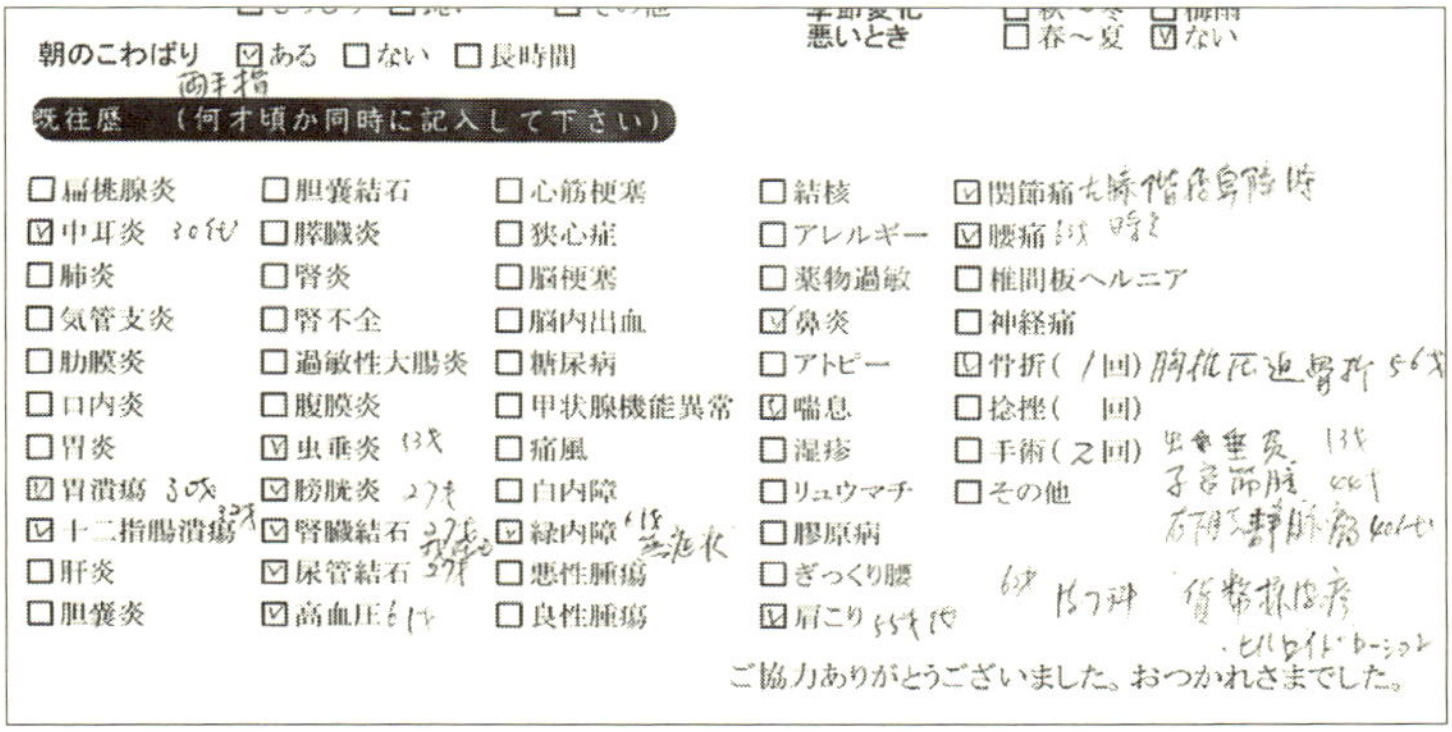

図1　実際の患者さんの問診票

れるからです。ですから、ある程度の疾患を羅列して、チェックをするだけで把握できるようにしています。

この既往歴と現在悩んでいる疾患の間に、ある興味深い事実が隠されていることが分かりました。何かというと、それは虫垂炎（盲腸炎）の既往の多さです。

虫垂炎はなじみのある疾患名ですが、罹患率は7％程度といわれています。ところが当院に来院される関節リウマチの患者さんに限ると、これが30％以上に増えてしまいます（**図2**）。あらこの人も、またこの人も、という具合に、問診票に盲腸、虫垂炎のチェックが浮かび上がります。その他、鼻炎や扁桃炎なども既往として多い疾患です。関節リウマチは多発性関節炎ですが、患者さんの病歴にも〝炎〟という文字が多く、まさに「口呼吸病」という様相を呈します。

よく分からない虫垂の役割

小腸が終わり、それが大腸へすこし突き出して回盲弁（バウヒン弁）を形成します。それから直腸側が上行結腸で、骨盤側の盲端が盲腸です。そして、盲腸の尖端にしっぽのように伸びているのが虫垂です。ここが虫垂炎発祥の地です。盲端になっていることがその一因なのかもしれませんね。

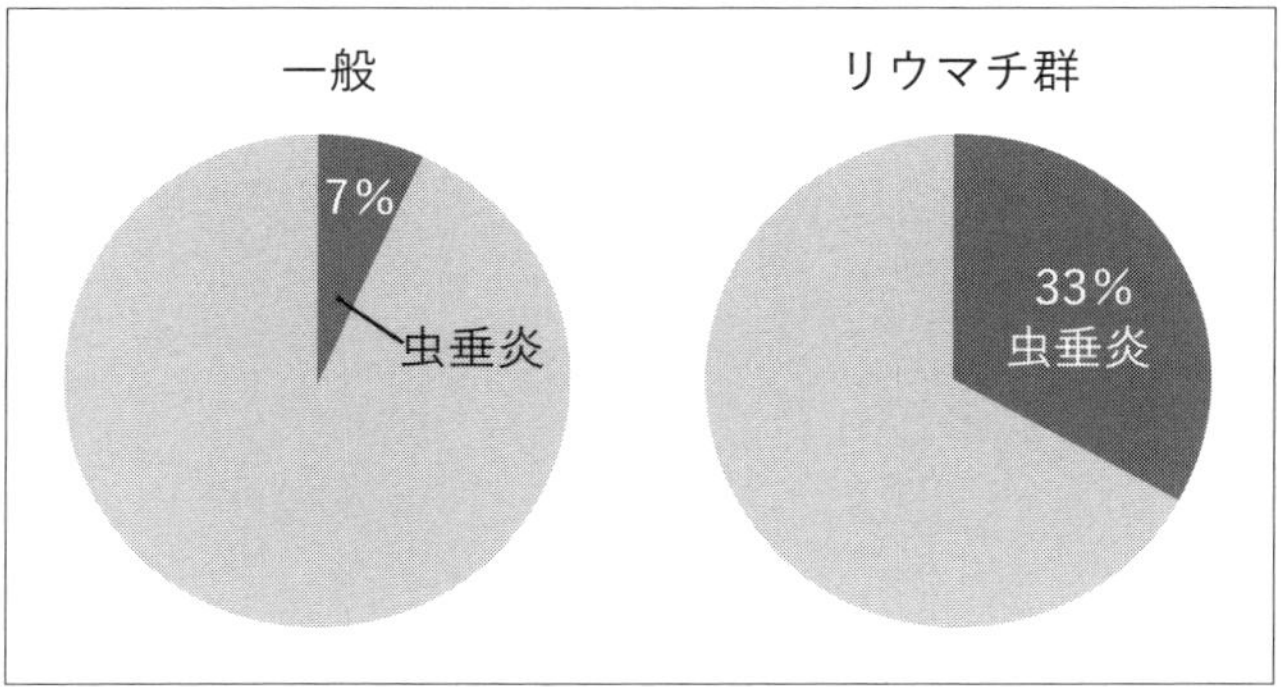

図２　虫垂炎罹患率の違い。一般（左）とみらいクリニック来院の関節リウマチ群（右）

虫垂炎は、戦前は死亡率の高い疾患の一つでした。今でこそ、「盲腸で死ぬなんて」と不思議がる人も多いのですが、やはり現代でも手当てが遅れると腹膜炎で死亡してしまうのが盲腸（虫垂炎）のコワいところです。虫垂はどんな役割をしているのか分からないのですから、あってもなくてもいいのかもしれません。

それじゃあ、はじめからない方がいいんじゃないの？　と考える人がいてもおかしくありません。それで「問題が起こる前に消せ」とスナイパー並みに体の一部を切除することが一時流行りましたね。

たとえば乳房、子宮です。ガンを発生させる素地となるなら、元から絶ってしまえということのようです。あまり賛成できるやり方ではありませんが、そのなくしたい気持ちは分かります。最近でも米国の有名女優が、ガンのリスクから乳房を予防的に切除したことで話題になりました。

はじめから盲腸をもたない動物

ときには腹膜炎を起こして死ぬことのある虫垂炎（盲腸炎）ですが、この恐ろしい病気を起こさない哺乳類がいます。その名も無盲腸目。名の通り盲腸がありませんから、従って盲腸炎を起こすこともありません。

なお、無盲腸目はすでに使われていない分類で、現在ではトガリネズミ目と称されます。ネズミとありますが、齧歯目（ネズミ目）とはまったく違いますので要注意です。ネズミと似た格好なのでネズミと名前が付いていますが、生物学的にはヒトとコウモリくらいの違いがあります。

トガリネズミは、私たち有胎盤類の先祖と言われていて、中国名では始祖獣と呼ばれるエオマイア[2]（「黎明期の母」が学名の元）が知られています。時代は白亜紀前期といいますから、いまから一億年も昔のことです。トガリネズミ目で現代の私たちになじみ深いのはモグラ科です。もちろんこれも無盲腸目とされていました。

そうでした、大切なことを忘れていました。無盲腸目は盲腸をわざわざなくしたのではなくて、元からなかったのでした。なくても生活できているのですから、やっぱり盲腸はいらないのでしょうか。

ウマは盲腸で消化する

ここで「ちょっと待ってくださ〜い」とウマが飛び出してきました。ウマは1mを超す長さの立派な盲腸をもっていて、それを活用して単胃で反芻できない消化能力の低さを補っているのです。

ウマは奇蹄目（ウマ目）ですが、奇蹄目は絶滅に瀕しており、現存しているのはウマ、サイ、バクの3科のみというお寒い状況です。これらに代わって大繁栄しているのがウシを代表とする反芻動物なのです。

代表的な草食哺乳類である有蹄類の奇蹄目と偶蹄目（現在ではクジラ偶蹄目）の大きな違いは、どこで食物を消化しているかです。動物細胞は細胞膜に包まれているだけですが、植物細胞は細胞膜の外表面にセルロースでできた頑丈な細胞壁をもっています。ちょうど昆虫などの外骨格生物のような感じですね。それで体を支えることができるし、外敵から身を守ったり、水分を保持したりしています。

有蹄類は、食物として体内に取り込んだ植物の硬い葉を消化するために共通のしくみを用いています。それは「腸内細菌」を利用するということです。植物の細胞壁の主成分であるセルロースを自分の力だけでは消化できないために、腸内に住まわせた細菌にその難事業を肩代わりさせるのです。

ウシは、これらの細菌を大きくて分かれた胃に住まわせています（焼き肉のミノとかセンマイは、この胃の部分ですね。私は、焼くよりもゆでて刺身状にしたもののほうが好き）。対して、ウマの胃は一つしかなく、発酵による栄養補給をすることができません。その代わりに、盲腸から結腸を大きく発達させて、そこで細菌による発酵を行わせているというわけです。

どちらもやっていることは同じですから、それほど違いはなさそうですが、大切なのはその場所です。栄養の吸収は多くは小腸で行われますから、小腸の手前の胃で発酵によって栄養をつくっているウシの方が、小腸を過ぎた後の盲腸、結腸でつくっているウマよりも消化吸収効率が良いのですね。

ヒト以外の動物で汗をよくかけるのはウマくらいだと言われます。これは普通に餌をとっていただけではウマには足りず、餌探しに走り回らなければならなかったので、体熱放散のために汗をかくようになったから、とも言われています。それくらい消化吸収の効率が悪いのですね。ウマは家畜化されていなければ絶滅していただろうと言われますが、それはひとえに消化機能が劣っていたからだったのかもしれませんね。

写真1は、先日講演で帯広に行った時に足を伸ばしたばんえい競馬での一コマ。初めて馬券を買いました。3000円かけて、1200円の配当金でした。子供からは儲かったねと喜ばれましたが、どう考えても儲かった感じがしないのは気のせいでしょうか。

ウマたちはみな、重いソリと騎手を引っ張りながら鼻呼吸のみで頑張っていました。ウマの肌がきらりと光っているのは汗のせい。美しいですね。このウマたちも、もちろん盲腸での消化を行っています。

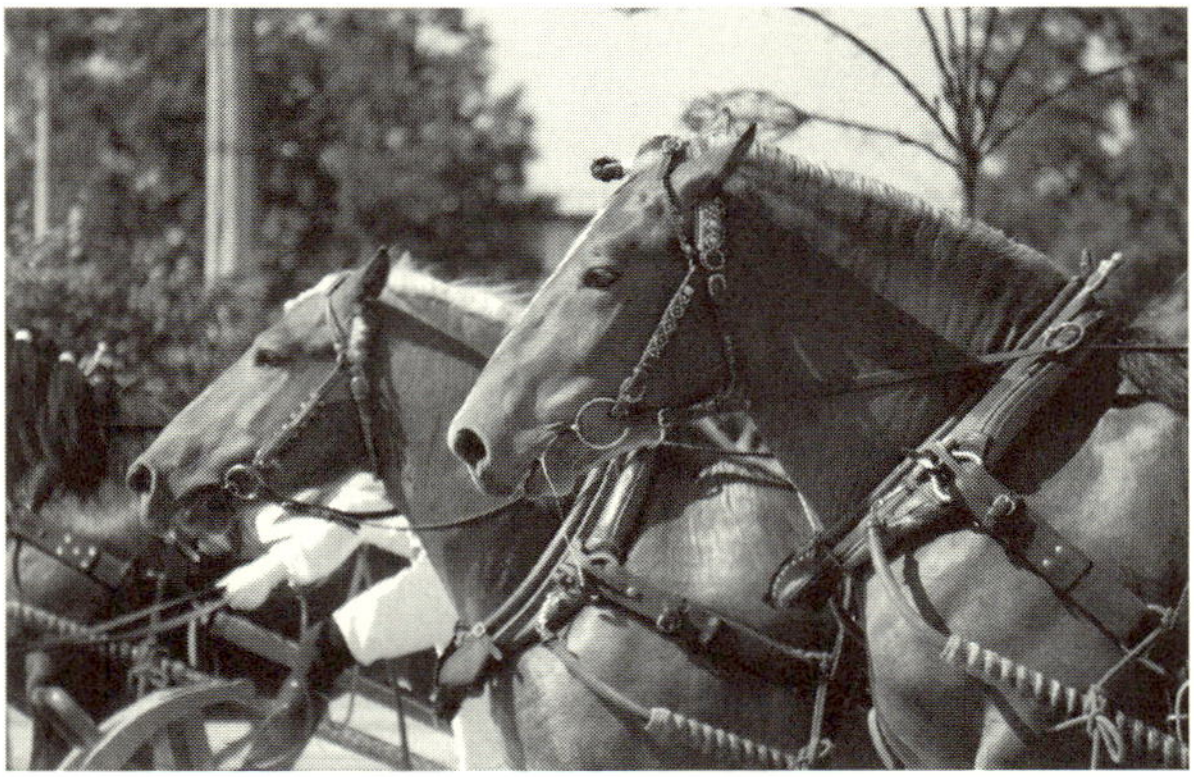

写真1　帯広のばんえい競馬

盲腸は善玉菌のプール（**パーカー教授の仮説**）

ヒトでは役に立っていないような盲腸を、こうやって十分に活用している動物がいることは分かりましたが、やはりヒトでは役に立っていないでしょうか。

こんな研究があります。

デューク大学の外科医、パーカー教授が、盲腸は善玉菌のプールであり、感染性腸炎などの重症消化管感染症に罹患したときでも、盲腸のこのプールのお陰で腸内細菌叢が復活する――というアイデア[3]を打ち出したのです。面白いですね。盲腸は、善玉菌をためておくための大切な金庫というわけです。

ゲリ、発熱、腹痛などの症状を呈する高齢者が受診した時には問診で、最近、抗生剤の投薬を受けたか聞くように指導されるのは研修医の時です。広範囲スペクトラムの抗生剤を投与されて1週間ほどしてからそのような症状が出た場合には、偽膜性腸炎を疑います。

これは、抗生剤により腸内細菌叢が乱されて、クロストリジウム・ディフィシル（*Clostridium difficile*：ＣＤ菌）が増殖した結果生じる病気です。ＣＤ菌は健常人にも認められるのですが、異常増殖すると悪さを引き起こします。治療は、原因抗生剤の中止で改善することが多いのですが、投与の原因となった感染症の具合や全身状態によっても変わってきます。重篤例では、輸液の他に、バンコマイシンやメトロニダゾールの投与を行うこともあります。

さあ、このパーカー教授の仮説は正しいのかどうか。証明するには、虫垂がない人は、ある人よりもＣＤ菌がより繁殖することを示せればいいわけです。

これをグレンデルという先生が調べたところ、はたしてその通りで、虫垂を切除した人は、ＣＤ菌の再発率がそうでない人と比べて2倍以上も高かったのです。具体的には、虫垂がある人は再発率が18%だったのに対して、虫垂のないヒトは45%というかなりの確率になりました。パーカー教授の仮説の正しさが証明されたわけです。拍手は、ウマにちなんでパカパカパカ！

虫垂は時には悪さをするけれど、人の免疫にとってとても大切な働きをしていたのですね。ですから、不要と思われていた（いる）臓器、組織でも何らかの重要な役割を担っていることがありますから、不要不急の切除というのはむやみにやるものではない、というごくごく当たり前の結論に落ち着いてしまいました。

次に、関節リウマチに罹患している患者さんが貴院を受診されたら、既往歴を確かめてみてください。虫垂炎の既往が多いはずですから。そして、そんな患者さんに限って歯牙治療痕が多かったり、口腔環境が悪かったりします。その口腔があるから、全身問題が引き起こされていると言えるのです。

文献

（1）Martinez-Martinez RE, et al. Detection of periodontal bacterial DNA in serum and synovial fluid in refractory rheumatoid arthritis patients. J Clin Periodontol 2009 ; 36 : 1004-1010.
（2）Ji Q, et al. The earliest known eutherian mammal. Nature 2002 ; 416 : 816-822.
（3）Bollinger RR, Barbas AS, Bush EL, Lin SS and Parker W. Biofilms in the large bowel suggest an apparent function of the human vermiform appendix. J Theor Biol. 2007 ; 249 : 826-831.

第8回

ひろのば体操（1）

〜子供の運動能力が短期間で改善

みらいクリニックは、内科、アレルギー科、リウマチ科を標榜していますが、非特異的腰痛、変形性膝関節症など足腰の痛みを主訴に通院される方が、受診患者さんの半分以上を占めます。なんだか標榜科とは無縁のようですが、口コミで「あそこに行くと足腰の痛みが取れる」と広がりました。今では、外反母趾やO脚、歩行障害の治療を行うフットケアセンターも併設し、〝整形内科〟的な診療を数多くしています。

元はと言えば、私が10代の終わりに膝を悪くして両側とも手術をしたのがきっかけです。それまでも繰り返す足関節の捻挫や膝痛には苦しめられていました。部活はバレーボールをやっていましたが、ケガで戦線を離脱することもしばしばでした。試合に出られない悔しさと、自分が出なくてもそれほど戦績には関係がないという残念な事実に、がっくりと肩を落としていました。

口に合わない入れ歯が生活の質を落とすように、足に合わない靴も生活の質をがっくりと落としてしまいます。たとえば旅行に出かけたときを思い浮かべてください。

初めて訪れる町で、食べたいものがたくさんある。でも、きちんとかめる歯がなくては、それを心から味わうことは難しい。同じように、行きたいところもたくさんある。自分の足で旅程をたどりたい。でも、きちんと歩ける靴がなければ十分堪能することは難しいものです。

直立二足歩行ができるのは人間だけ

私たち人類は、二足歩行ができるようになったことで手を発達させ、脳を大きくして進化してきました。さらに、言葉を操るという〝曲芸〟も身につけました。脳の肥大化よりも二足歩行の方が先んじています。直立二足歩行は、この広い地球上で私たち人類だけが行っている、とても特殊な移動方法です。それを支えているのが足です。ここでは、どうやって私たちが直立二足歩行できるのかを考えてみましょう。

まず、二足歩行をしている動物を挙げてみてください。

さあ、いかがでしょうか。ダチョウやペンギン、ハトといった鳥類、ぴょんぴょんと二本の足でジャンプしていくカンガルーやワラビー、そしてチンパンジーなどのサルが時々二本足で歩きます。さらには「逃げるときのエリマキトカゲ」なんて言う人もいるかもしれませんね。絶滅した生物でいうなら、ティラノサウルスのような恐竜もかつて大地を二本足で濶歩していました。

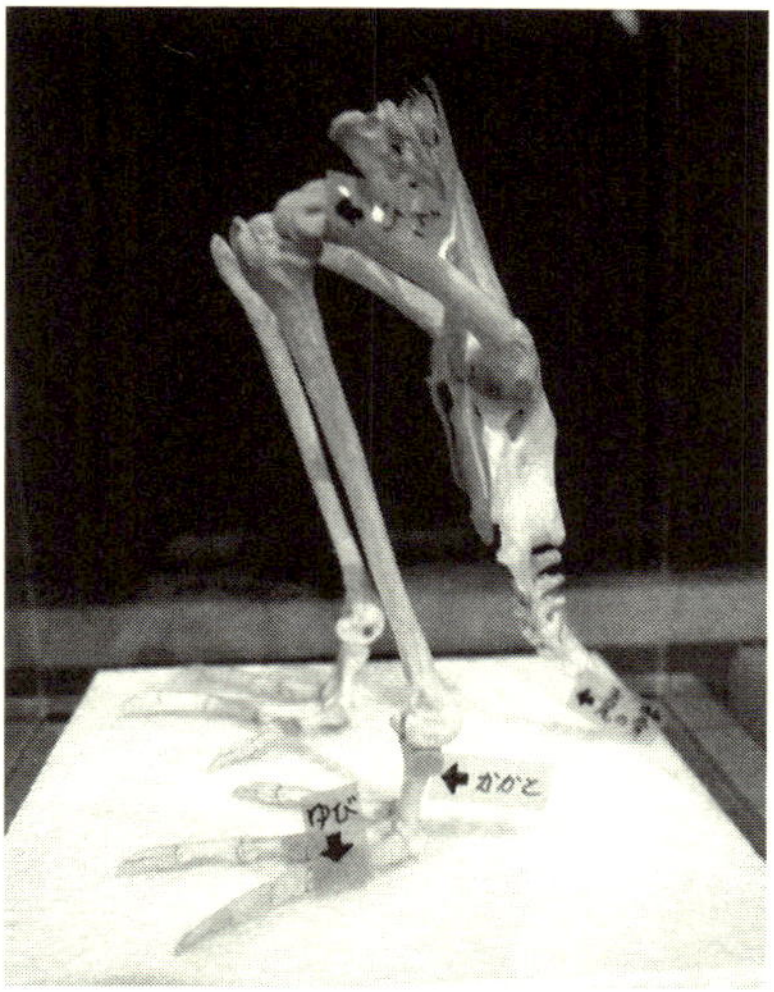

写真１　ペンギンの下肢骨格

ところがこれらの動物は、直立の二足歩行ではないのです。直立二足歩行とは、背骨と大腿骨が地面に対して垂直に、そして一直線上にあることを言います。でも、ペンギンはそんな感じに歩いていないですかね。

実はペンギンは、地面に対して背骨は直立しているのですが、大腿骨はかなり鋭角に骨盤から伸びています。紡錘形の体なのでわかりにくいのですが、骨はこんなふうになっているのですね（**写真1**）。私たち人間でいうと、〝ウンコ座り〟をしながら歩いている感じです。ですから、ヨチヨチと上体を横に揺らしてしか歩けないのでしょうね。

直立二足歩行ができる身体のしくみ

私たちはこんな奇妙な二足歩行をどうやって獲得できたのか。理由については諸説ありますからここでは論じませんが、ここでは二足歩行ができる体のしくみについて書きます。

まず第一に、進行方向に対する母趾の向きが挙げられます。

サルは、昔は四手類と呼ばれていました。手が四つ付いているというわけです。サルの母趾は、手のそれと同じように他の指との対向性を保っています。私たちの手の親指も、他の指と向き合っていて物を器用につかむことができます。これは霊長類の大きな特徴で、木登りのときなどはしっかりと枝をつかむことに役立ったのでしょう。ですから、足も同じようにものをつかめるようになっています。

ところが私たちの足の指は、手の指に比べて極端に短くなっていて、母趾は他の指と同じく進行方向、体の前面に向かって生えています。このことは、私たちが物をつかむという便利この上ない母趾対向性を捨ててまで直立二足歩行をとったことを示している、と言えるでしょう。

第二に、私たちには強固な横中足靱帯が全ての中足骨に付着するようになりました。サルでは2から5趾の中足骨を束ねるこの靱帯ですが、ヒトの足では母趾まで束ねるようになり母趾が前を向くようになったのです。ヒトの手で同じ役割をする横中手靱帯は、足とは違ってサルと同じように2～4指のみを束ねており、サルであった名残り（今もサルですが）がわかります。

そして、三つ目。一つ目二つ目の理由により、ヒトの足には円弧（アーチ）ができました。それぞれ内側アーチ（母趾から踵。土踏まず）、外側アーチ（小趾から踵）、前方アーチ（母趾から小趾）と言います。すなわち母趾、小趾の付け根、踵の三点で立つようになったのです。つまり、三脚ができたのですね。サルの足には土踏まずがありませんから、長時間の立位や上体をゆらさずに真っ直ぐ歩くという、ヒトにとっては何でもない芸当がとても難しいのです。

世にも珍しいヒトの直立二足歩行は、こうやって実現されました。そして、私たちがそのまま裸足であれば良かったのですが、靴やサンダル、靴下といった足指を保護する道具が発明されることにより、その機能が障害されるようになったのです。

子どもの運動能力は本当に低下しているか

さて、難しい講釈はこれくらいにして。

あるとき、クリニックに絵の具でとった大量の子どものフットプリント（足型）が持ち込まれました。近年の園児たちの運動能力の低下に心を痛めた保育士たちからのものでした。そのフットプリントが一所懸命に採取されたことはわかるのですが、正直それが子どもたちの運動能力や足の問題を判断するのに役立ちそうには思えませんでした。

ちょうどそのころ、私はダンス教室を主宰している方から「ジャンプができない子や行進ができない子が増えている。教室に新規で入ってきた子には、ジャンプや行進の仕方といった基本的な動作から教えないといけない。子どもの運動能力が10年前とは明らかに違ってきている」という話を聞いていました。たとえば、地面から足を離して飛ぶこと（つまりジャンプ）ができない、ジャンプができても膝を曲げて衝撃を吸収できずにドスンと着地する、行進のときに手と足が連動せずバラバラに動く、などなどです。

私は、はじめそのことがにわかには信じられませんでした。私たちが子どものころ、誰に教えられるわけでなく〝自然と〟身につけていた日常の動作ができないというのはどういうことだろうか、と不思議でなりませんでした。しかし、保育士たちからフットプリントが持ち込まれたことで、このダンス教室の話とつながりました。おそらく保育園でも同様のことが起こっているのだろう、と。

フットプリントの採取は、落ち着かない子どもの足裏に絵の具をつけて、まっすぐ立たせて――という面倒な仕事です。しかも、ちょっとでも動くと絵の具が広がってしまいます。そこで、ジャンプ、行進、しゃがみという日常の簡単な三つの運動を指標にして運動能力を測ってみよう、そしてそれらを改善する方法を模索してみようと思い立ちました。

フットプリントを持ち込んでくださった福岡県筑後地方保育士会の方々と調査の方法などについて数回の会合を開いた後、まずは三つの運動機能を測定して、足指機能改善体操（ひろのば体操）を取り入れる介入群と、そのままで経過観察をする対照群とに分けてやってみようということになりました。

現場の保育士にとっては、ただでさえ忙しい日常業務の中で「訳のわからないことをさせられる」と思われると続きませんから、なるべく簡単で仕事に支障が出ないことを一番に考えました。

子どもの運動能力を調査

調査は、しゃがみ、ジャンプ、行進の三つの運動を点数化することで、2012年7月から開始しました。47名（2園）の年中児が介入群で、37名（1園）の年中児が対照群です。開始時には、両群間でそれぞれの運動能力には差がありませんでした（**表1**）。しゃがむことはほぼ全員がうまく

	しゃがみ		ジャンプ		行進	
	比較	介入	比較	介入	比較	介入
平均値	1.95	2	1.49	1.30	1.7	1.78
	有意差なし		有意差なし		有意差なし	

しゃがみ
0　後ろに倒れる
1　踵が付かない
2　できる

ジャンプ
0　膝伸びたまま
1　膝を曲げるが踵着地
2　膝を曲げてできる

行進
0　左右同時
1　ばらばら
2　左右交互行進

表1　調査開始時（2012年7月）

できましたが、ジャンプでは踵着地の園児が散見されました。

ここで興味深いのは、介入群は2園とも裸足保育を推奨、実践している園で、対照群はさまざまな制約から靴、上履きでの園生活でした。それでも、群間には運動能力の差がありませんでした。裸足保育のほうが当然良いだろうと思っていた私たちは、ちょっと面食らいました。

そして調査をしてみると、さらに驚くことになりました。

まずは、しゃがみから見ていきましょう（**図1**）。踵をつけたまましゃがんでもらいますが、これで足首の柔軟性を見ることができます。大人だと、お腹がつかえたり足首が硬かったりしてごろんと後ろに転がってしまう人がいますが、これが0点。膝を折り曲げてしゃがむことはできるけれど、膝が完全に屈曲したときに踵を地面につくことができない状態が1点。両踵が地面にしっかりとついている状態が2点です。

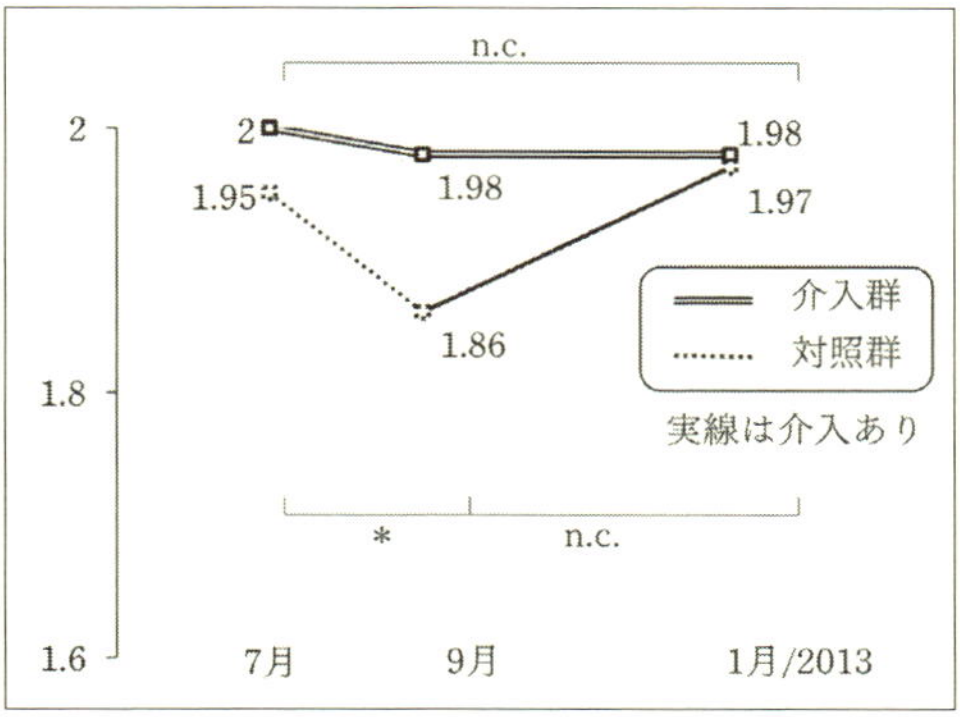

図1　しゃがみ

しゃがむことに関しては、はじめからほぼ全員ができていましたから、6か月後の調査終了時にも結果は変わらず、開始時と終了時とでは有意差が認められませんでしたが、2か月後の中間時点では対照群は若干悪化しており、ここだけ有意差を認めました。

しゃがむことが一番下手くそなのではと思っていましたが、案外うまくできました。このしゃがむことは、園児の運動能力識別には使えないことがわかりました。

次は、ジャンプです（**図2**）。着地のときに、膝が伸びたまま足裏全体でドスンと着地するのが0点。膝を曲げて着地できるけれど、前足部でなく踵で着地すると1点。2点は、前足部で着地して膝を曲げて衝撃を十分吸収できる状態です。中には両足を地面から同時に離すことができない園児さんがいて、これは0点にしました。

　グラフでは介入群は2か月後にはほぼ全員がうまく着地できるようになっています。膝を使って前足部から着地すると、その衝撃を和らげることができます。大人で踵着地をしてみると、頭、首、腰にかなりの衝撃を感じます。小児では体重が軽いのが幸いしていますが、このままきちんとした着地ができないと体の不調が出てしまうでしょうね。

　対照群は、今回も若干の悪化を認めましたが、有意差はありません。介入群はその後も改善を続け、調査終了時にはみなふんわりと着地して衝撃を吸収することができました。

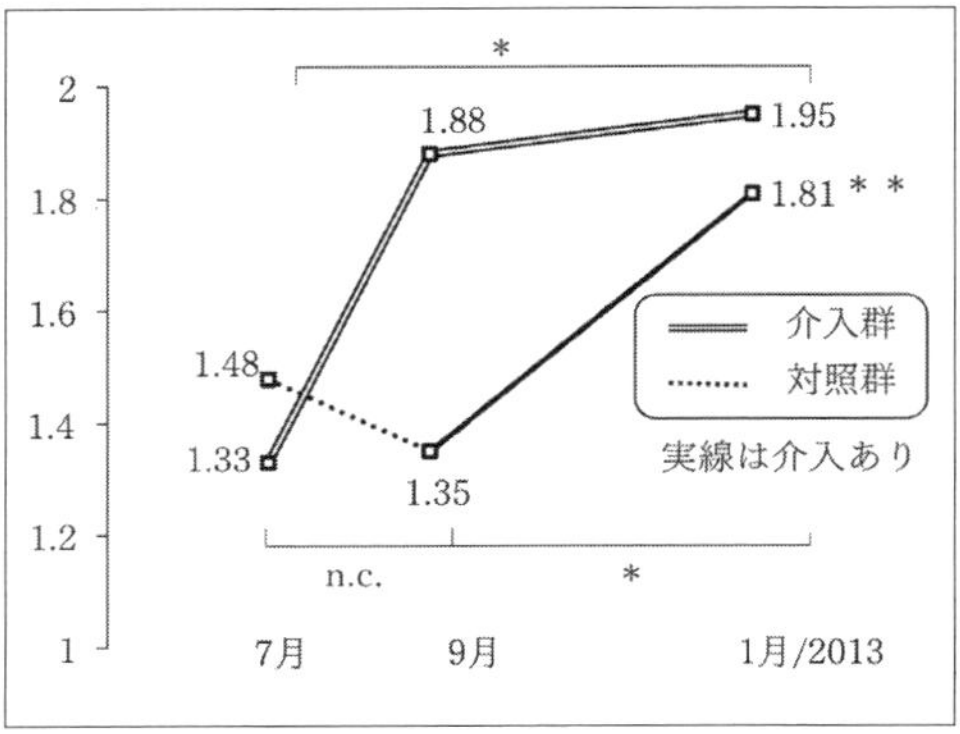

図2　ジャンプ

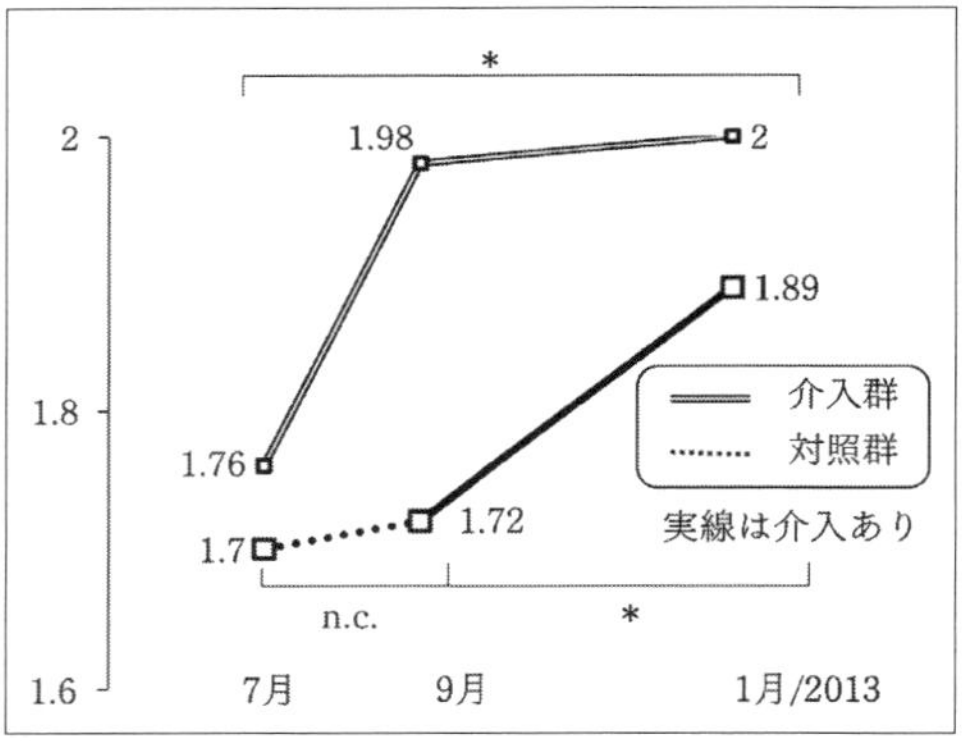

図3　行進

　最後は行進です。左右の手と足の動きが同調してしまうロボットのような行進が0点。手と足が同調はしないもののバラバラに動いてしまうのが1点。左右の手足をちゃんと交互に同調させて歩くことができるのが2点です。

　行進も、介入群は2か月で著明に改善し、ほぼ全員2点がとれました。しかし、対照群は悪化はしなかったものの2か月前と全く同じ状態でした。ところが、介入したとたんに改善しました（**図3**）。

2か月のひろのば体操で運動能力が改善

園児たちには、しゃがみ方やジャンプの方法などを細かく教えることはしませんでした。介入といっても、朝、登園時にひろのば体操を保育士と一緒に20回やるだけです。それだけなら保育士の負担にもなりません。2か月という短期間で改善していますから、結果がすぐ出るということです。これだと目標も立てやすく継続が楽になります。

まさに、たったこれだけのことで園児の運動能力が変わりました。中には、運動ができずに皆と一緒に遊べなかった子も、たくさんの園児に混じって遊べるようになったり、ぞうきんがけが早くなったり、高い跳び箱も難なく跳べるようになりました。保育士も、どんどん変わっていく園児たちの姿にとても驚いていました。面白かったのが、綱引き。ひろのば体操をしている年中児と、していない年長児では、何回やっても年長児が勝てません。なんと綱引きも強くなったのでした。

ひろのば体操の実際のやり方と、どうしてこれが歯科とリンクするかについては、また次回に。

第9回

ひろのば体操（2）
～見落とされがちな足指の変形

子どもの運動能力の低下と低体温化

ある歯科大学の教室に講演に呼ばれたときのことです。講演後に担当教授とお話をしていて、足の話題になりました。転倒する子どもが増えていて、歯牙損傷で週に数名が外来を受診するようになってきたというのです。おそらく歯科医療従事者であれば、そのような傾向が出てきたことは実感されているでしょう。

子どもたちの運動能力の低下は近年よく指摘されるようになり、転倒時にうまく手をつくことができず、鼻骨骨折、歯牙損傷を負ってしまう児童が目立つようになりました。ゲームなど室内で遊ぶことが増えた、遊ぶ場所が少なくなった、子どもを狙った事件などがあり外で遊ぶ危険が増えたなど、すぐにいくつかの理由が思い浮かびます。

小学生の一日の平均歩数は、東京都の2011年の調査では1万1382歩。1979年に東京学芸大が測定したものでは男子が1万8000歩、女子が1万5000歩でした。よく歩く都会でこれですから、地方ではさらに減少しているでしょう。また、高層住宅が増えたことも、この傾向に拍車をかけているはずです。8階以上の集合住宅に住む子どもの遊び時間はとても少ないとの報告もあります。直立二足歩行はヒトがヒトたる証のようなものですから、子どもの一日平均歩数が少なくなっているということは大問題です。

この一日平均歩数の減少と平熱との関係を比較した研究もあります(1)。起床時の体温が35℃台の低体温児では9518歩で、36℃台の一般児童は1万2677歩でした。平熱が高いほど運動能力が高いという結果も出ています。このことは、運動能力の低下そして平熱の低下は、歩数、すなわち運動量の低下と大きな関係があることを示唆します。

無駄な動きも大事

ところで、サルコペニアという言葉を知っていますか？　筋肉減少症と訳されるのですが、高齢社会を迎えてこのサルコペニアが大きな問題となっています。足腰の衰えはもちろん、嚥下・咀嚼に関連する筋肉減少もサルコペニアの範疇です。しっかりとした体は、普段の筋肉量維持から生まれます。40歳を過ぎると、年に1パーセントの割合で筋肉が減っていくと言われますから、10年では1割も減少してしまいます。サルコペニアは、この文章を読んでいるあなたの問題でもあります。

この加齢によるサルコペニア防止に役立つのが、ニートです。そうそう、働かないこと。いえ、違います。この場合のニートはNEAT（non-exercise activity thermogenesis）で、非運動性活動熱産生と訳されます。日常生活で消費されるエネルギーのことですね。メタボリック症候群予防にも効果を発揮しますが、一言でいうと「無駄な動きを増やす」ことです。

子どもって無駄な動きが多いですよね。反応も大袈裟ですね。あれはニートを増やしていたんですね。歩数が減るということはニートが減るということです。だから、筋肉量が減って低体温になるのも仕方ないのかもしれません……。などと考えていくと、軟らか食になって咀嚼回数が減り、歯列不正などが目立ってきたように、歩くことや遊ぶことが減って、体力、運動能力低下が目立ってきたのではないでしょうか。

足指のストレッチ

ただ、子どもたちの体力がなくなった、運動能力が低下したと嘆くのは簡単ですが、その環境を作ってきたのは他でもない私たち大人ですから、それを解決する方法を提供するのも大人の役目だと思います。

そこで何とかしたいと取り組んだのが、FC方式という足指の体操です。福岡県筑後地区の保育士会と協同で行ったので、名称には「福岡筑後（Fukuoka Chikugo）のフットケア（Foot Care）」の意味が込められています（前回に紹介したように今では、足指を広げて伸ばす「ひろのば体操[2]」と呼んでいます）。これは2013年の2月に新聞に紹介された記事（**図1**）ですが、先日はNHK総合「サキどり！」でもこのことが取り上げられました（9月22日放送分）。

当院では、杖歩行で受診された方がひろのば体操をして、その場で杖無しで歩けるようになることも珍しくありません。それくらい足指をストレッチすることは大切なのですね。

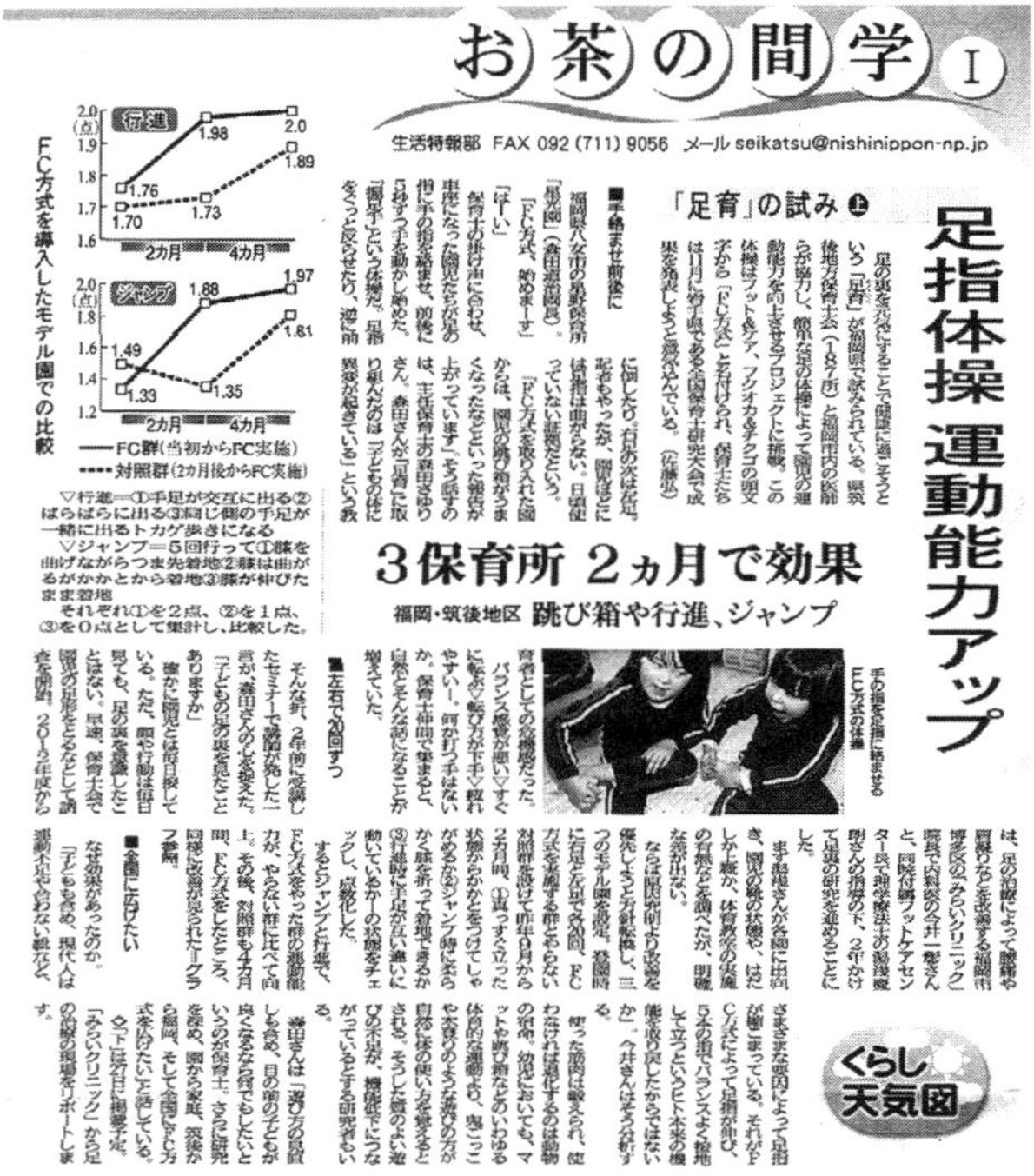
お茶の間学 I
生活特報部 FAX 092 (711) 9056 メール seikatsu@nishinippon-np.jp
「足育」の試み 上
足指体操 運動能力アップ
3保育所 2ヵ月で効果
福岡・筑後地区 跳び箱や行進、ジャンプ
くらし天気図
FC方式を導入したモデル園での比較
行進
ジャンプ
2カ月
4カ月
FC群(当初からFC実施)
対照群(2カ月後からFC実施)
▽行進＝①手足が交互に出る②ばらばらに出る③同じ側の手足が一緒に出るトカゲ歩きになる
▽ジャンプ＝5回行って①膝を曲げながらつま先着地②膝は曲がるがかかとから着地③膝が伸びたまま着地
それぞれ①を2点、②を1点、③を0点として集計し、比較した。

図1　西日本新聞、2013年2月20日朝刊より

今すぐやってみよう！　ひろのば体操

それでは、ひろのば体操の具体的なやり方を説明します。まず、床や椅子にすわります（**図2**）。

①左右どちらかの手指を、手のひらと足裏を合わせるようにして足指の根元まで入れる（右手なら左足に）。このとき、手指は足の根元までは入れず、少し浮かす（**図3**）。

②指を握って、足指を甲側にゆっくり反らす。このとき、手指の尖端が足指の甲側の付け根にくるようにして、てこの原理でぐっと足指を反らす。

③ゆっくりと甲側に曲げていきながら、足指の第3関節が90度まで曲がるようにする。力を思い切り入れずに、ゆっくり無理のない範囲で行う。やっていくうちに少しずつ可動域が拡がる。

④ゆっくり戻して、今度は足底側に反らす。子どもの場合、1秒甲側に反らして1秒足底側に反らすスピードで行う。大人の場合、5秒甲側に反らして5秒足底側に反らせるスピードで行うほうが伸びやすい（**図4**）。

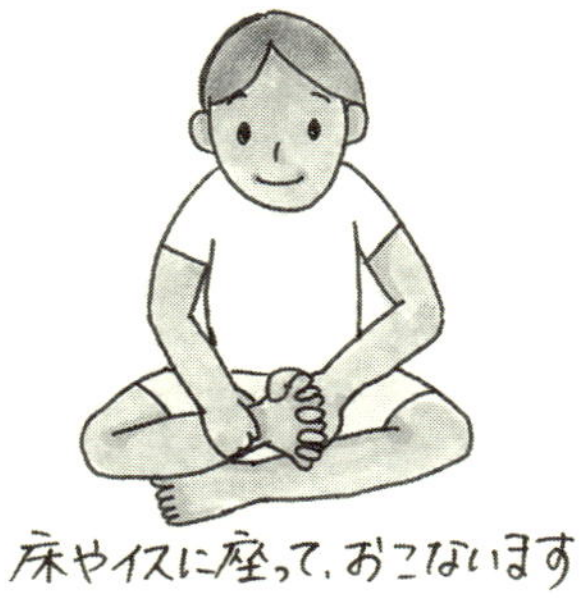

図2　ひろばの体操のやり方（1）

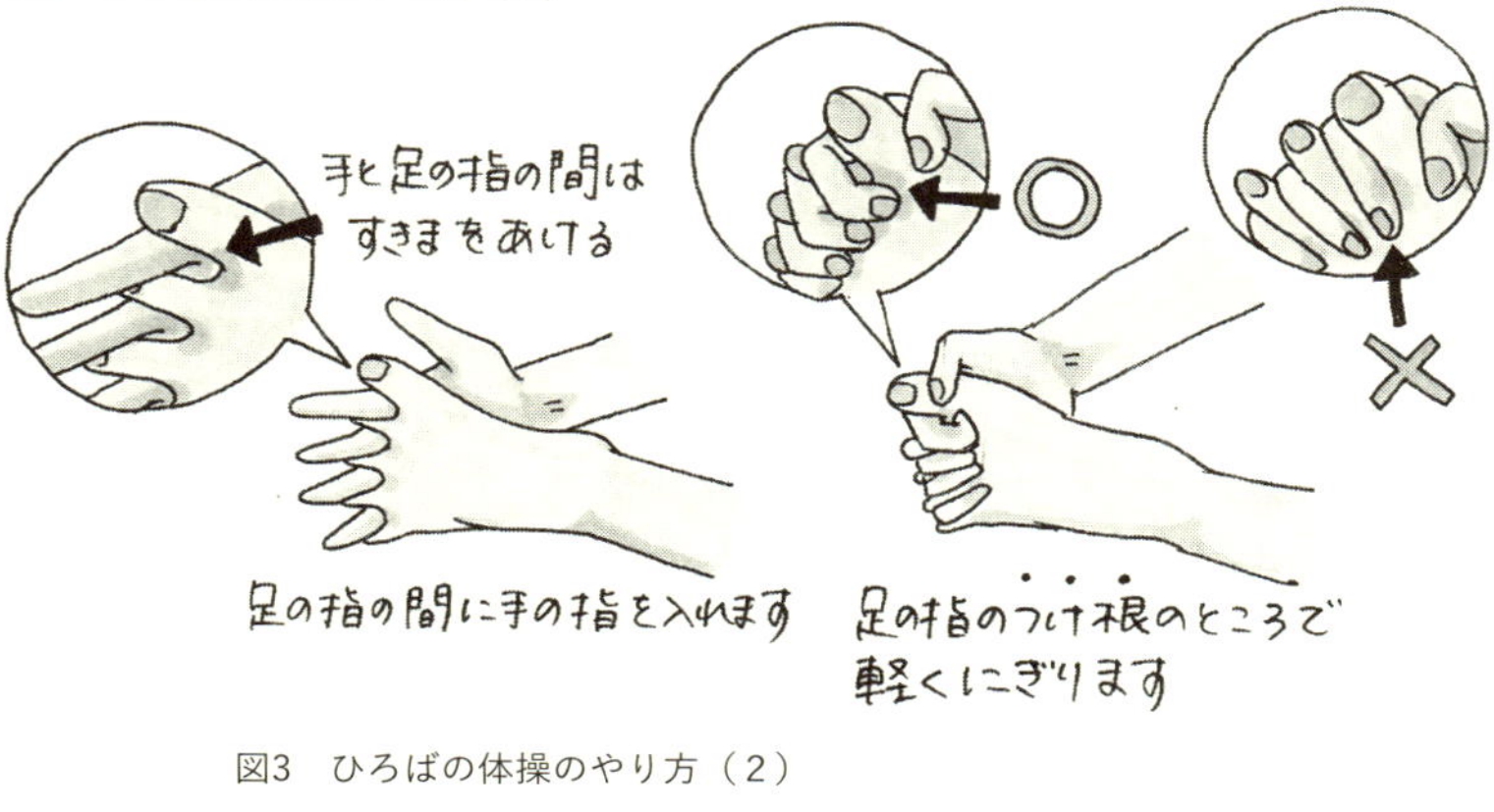

図3　ひろばの体操のやり方（2）

さあ、どうですか。今すぐ靴も靴下も脱いで、この場でやってみてください。

まず、足指の間に手指が入らないという人が多いと思います。あるいは、ちょっとは入るけど根元まではとても痛くてムリ、なんて人も。私も、最初はこんな拷問があるのかと思うくらいに痛みましたが、今では無痛です。痛い人はそれだけ足指が曲がっている、動きが悪いということですから、焦らずに毎日継続してください。お風呂あがりだとやりやすいです。

上級者は、足指を反らしたときに「あ〜」、屈曲したときに「い〜」、反らして「う〜」、屈曲して「べ〜」とやると、ベロも足指も同時に伸ばすことができ、さらに元気になれること請け合いです。

園児たちは、登園時に先生と一緒に毎朝20回行いました（**写真1**）。とても簡単ですから、導入にはそれほど障害はありませんでしたし、継続も容易でした。何より、園児たちがみるみるうちに変わっていきましたから、ひろのば体操をやると体操がうまくできるのが当たり前になったのです。たったこれだけのことで、

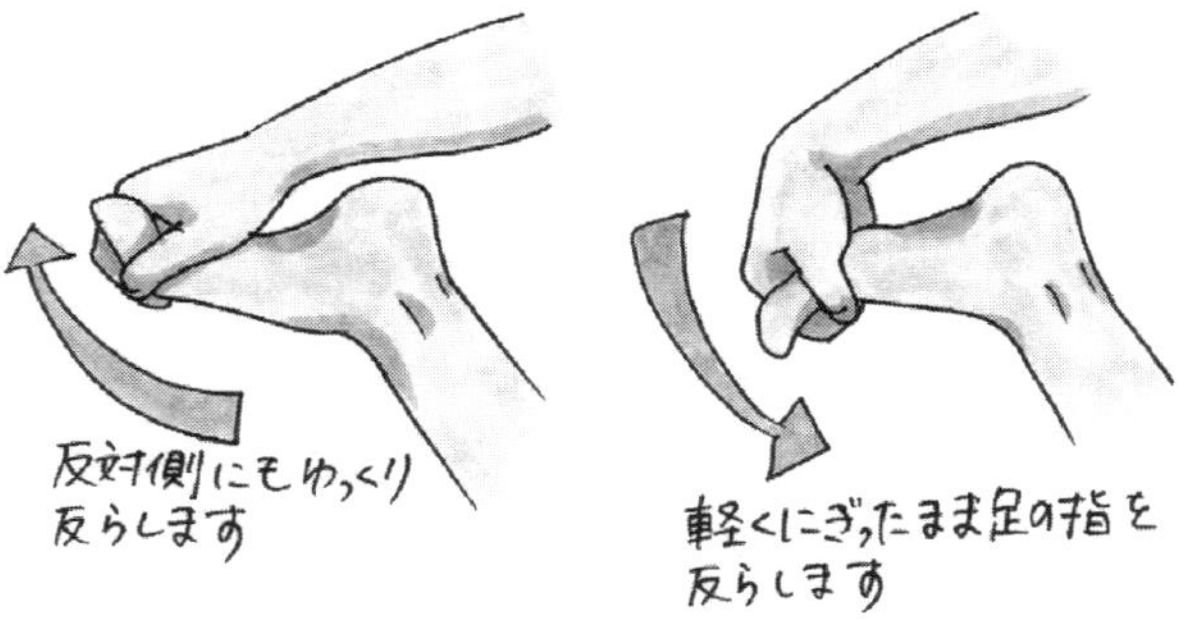

図4　ひろばの体操のやり方（3）

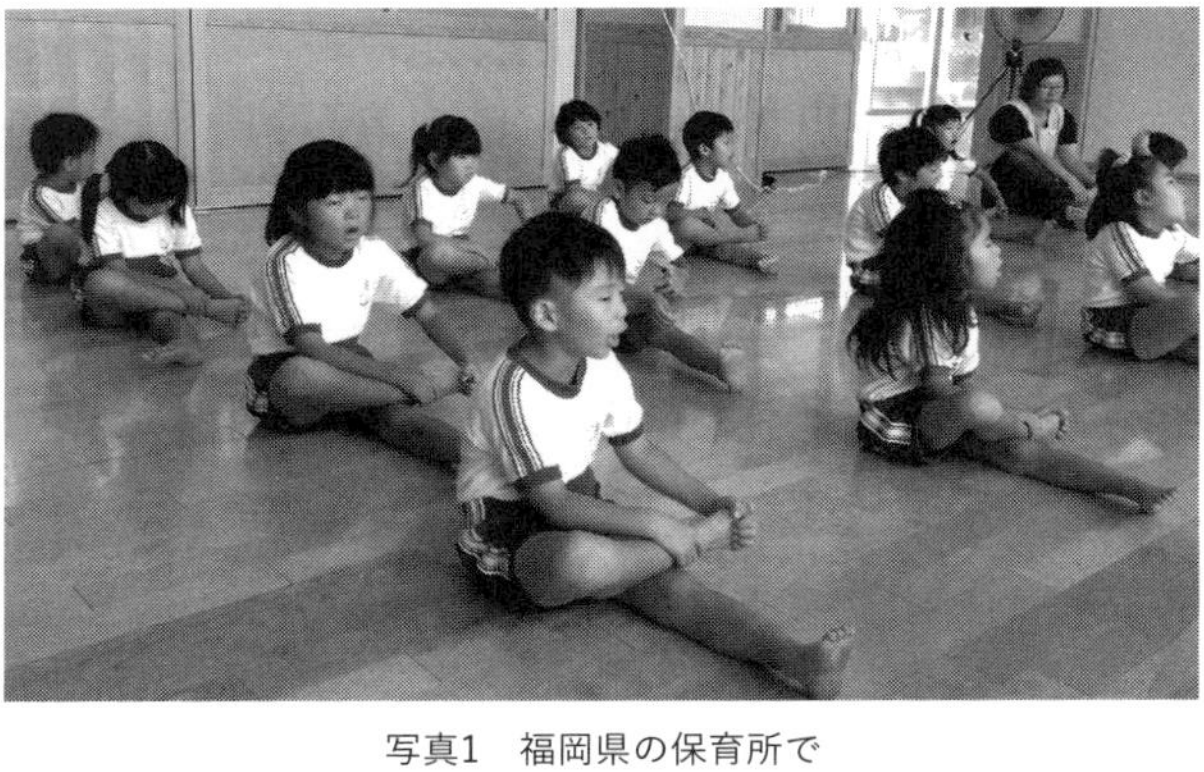
写真1　福岡県の保育所で

ぞうきんがけが早くなったり、跳び箱が跳べるようになったりしたのですから、驚きです。

よく転びやすい子がいたら、ひろのば体操をぜひ教えてあげてください。家庭では親子で一緒にやってみてください。大人でもむくみが取れる、転ばなくなるという、思わぬ結果が生まれることがあります。なんと言っても無料です！

運動能力が低いのは、その子の元々の問題（先天的）なのか、それとも環境や働きかけの問題（後天的）なのか見極めるのは大変ですが、ひろのば体操で改善するとしたら後天的な問題ですね。

診療室では足指の変形にも注目を

ところで、歯科だとユニットに横になったときに足の倒れ方などがよく分かりますよね。この写真（**写真2**）はある歯科医院を見学させてもらったときに撮ったものです。屈《かが》み指、深爪ということが一見して分かります。そして、左膝は外側へ開いています。よく見ると、左足指のほうが右足指よりもより屈曲しています。

足は体の土台ですから、少なからずかみ合わせなどにも影響を与えていることでしょう。特に、足の深爪は足指や爪の変形を促してしまいますから、当院では治療の最初に「爪を伸ばすこと」を指導することがしばしばです。

時にはこんな女性もやってきます（**写真3**）。ストッキングをはいています。それは普通のことなのですが、よくよく足指を見てみると、ストッキングの形なりに変形してしまっています。小趾はもちろんのこと、第4趾は両側の指から挟まれて、くにゃりとヘビのように曲がってしまっていま

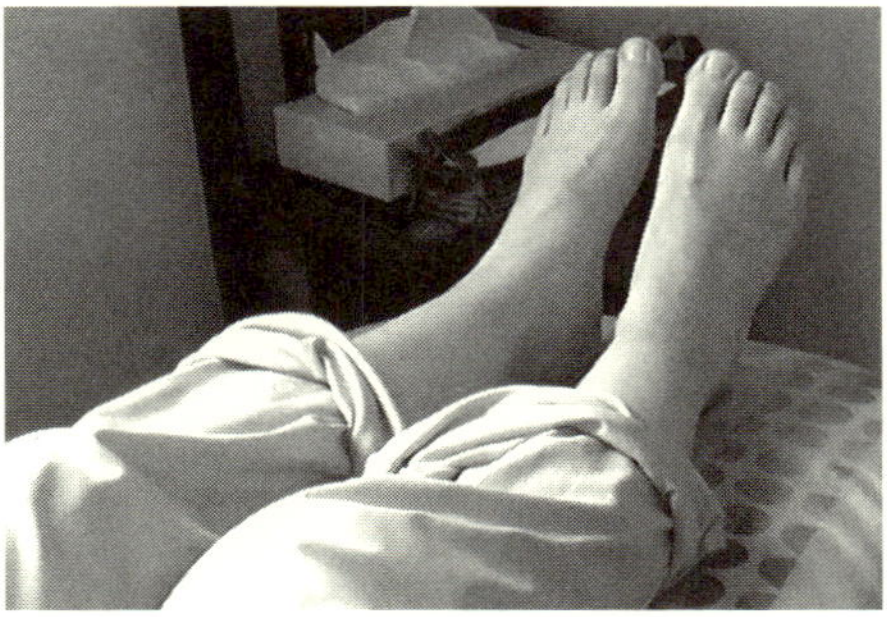

写真2　ある歯科医院で

す。これをずっと強いられるのですから、足はたまったものではありません。文句も言わず、黙々と体を支える作業を続けている足指に同情します。口腔では、頬杖やうつぶせ寝など顎に持続的に外力が加わることにより、歯列不正などが生じますが、その状態をストッキングが足指に作り出しているわけです。

こうなると、足指は動かせませんから、下腿のむくみにつながります。なぜかというと、指を使わずに歩くと、腓腹筋（ヒラメ筋）の活動が低下し、ミルキングアクション（絞り動作）が行われなくなり、血流障害を引き起こしてしまうからです。一日中、こんな手袋をして生活することを想像してみれば、〝大問題〟だということが容易に分かります。

手指がこんなふうに変形すれば、「一大事！　リウマチじゃないかしら?」と心配してすぐに受診するのですが、足指は曲がっていて当たり前、「仕方のないことよ」と思っている人が多いことの表れなのでしょう。あなたの足指、一度はきちんと見てあげてください。毎日毎日ご主人様の体を支えているんです、文句も言えずに……。

こんな時にも、ひろのば体操が役立ちます。ストッキングで縮こめられた足指をしっかり広げて伸ばすと、指の変形やタコなども改善します。

もちろん、ストッキングだけでなく筒状の靴下やスリッパなども日常生活で足指変形の原因となっているのですが、あまりにも当たり前すぎて見落とされています。このあたりも頬杖や口唇の悪習癖と同じような事情です。気がつけば簡単なことなのに、気がつくのが難しい。

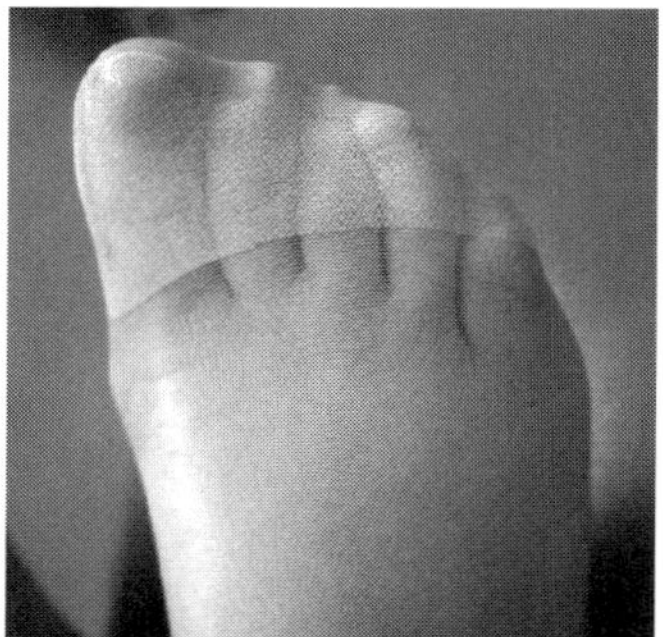

写真3　ストッキングによる足指の変形

膝や足の「成長痛」は靴のサイズにも注意

当院のフットケアセンターには小さなお子さんが受診されることもあります。学童期の前後に見られるのが、何もしていないのに膝や足首が痛む「成長痛」です。原因はさまざまですが、靴の間違いから生じている可能性もあります。

小学一年生のSさんは、膝痛で体育に参加することができませんでした。受診した整形外科では案の定「成長痛」と診断されて、安静を指示されました。小学生に安静を守れというのは無理難題です。期待を込めて数か所回っても同様の診断で、時を待つしかないと諦めていました。どこかで、ひろのば体操の話を聞きつけて、当院のフットケアセンターにやってきました。

こんな時には、まず靴を見ることとです。はたしてSさんの靴はサイズが小さく、足指が曲がっていました。その上、面ファスナー（ベリッというやつです）の締めが弱く、歩くときに足指が靴の前方にぶつかってしまう状態でした。さらにインソール（中敷き）をとりだしてみると足と全くサイズが合っておらず、足指がこぼれ落ちている状態でした（**写真4**）。

ちなみに、普段履きの靴で中敷きが取り出せないようなものを履くのは、子ども靴といえども論外です。私からすると、成長期の子どもにふにゃふにゃのサンダルを履かせるのは幼児虐待に近いです。

Sさんには、靴のサイズを合わせて、しっかりと面ファスナーで締めるように指導すると、2週間後には痛みが消失し、体育でも元気に体を動かすことができるようになりました。当院を受診する数多くの「成長

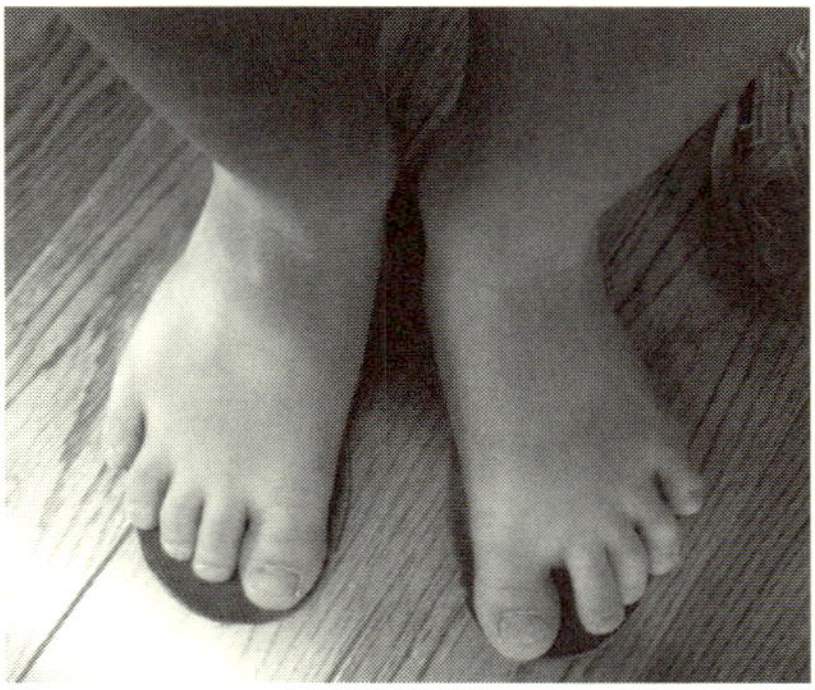

写真4　小一男児の足

痛」のお子さんは、ほぼこのような指導で痛みが消失します。

子どもの足は、一年に1センチほど大きくなりますから、靴は少なくとも半年に一回は買い換える必要があります。同じ靴を履き続けているのに、足はどんどん成長していくわけです。体に合わない小さな服を着続けることを想像してみてください。大人でも肩が凝るし、体をしっかりと動かせなくなるでしょう。

また、どうせ大きくなるからと、大きめの靴を選ぶのも間違いです。靴の中で足指がすべってしまうからです。足指が適切な位置に保持されないと屈み指の原因になります。

「成長痛」は、体に合わせて靴を〝成長〟させなかったことから起きていたのです。子どもの靴のお下がりも厳禁です。理由は、入れ歯のお下がりをしないのと同じです。

子どもを歯牙損傷から守るのは、転ばない体を作ることからです。転ばない体を作るためには、足指を伸ばして、しっかりと本来の機能を発揮できるようになることです。そのために有効なのが、いつでもどこでも簡単にできるひろのば体操です。あいうべ体操と一緒に勧めてみてください。

歯科医院から足下が元気なお子さんが飛び出てくると、ますます健康のポータルサイトとなれますね。

文献
（1）朝山正己：子どもの低体温化を考える、医学のあゆみ、242（11）：856〜890頁、2012
（2）ひろのば体操については「元気でいたければ足指を伸ばしなさい」（湯浅慶朗、あさ出版、2015）を参考になさってください。

第10回

ヒトとイヌとブタ
〜三種の動物をつなぐもの

題名を見て、「家畜（ペット）の起源?」と思われた方、惜しい、ちょっと違います。今回は、この三者のリンクを考えてみます。

SPFブタ、ご存知ですか?

わが家から歩いて5分ほどのスーパーに時々、買い物に出かけます。だいたいアルコールを切らしてしまい、その補充にということが多いのですが、妻からついでの買い物を頼まれることがあります。そんなとき、店内をぶらぶらしながら精肉コーナーを覗いてみると、いろいろなものが並んでいるのに気がつきます。そこに、ちょっと値段が高めの〝SPF豚〟というのが置いてあるのが目に入りました（**写真1**）。ブタにも産地や品種や飼育方法などでいろいろな銘柄がありますから、ブランドブタの一種なのでしょうか。それにしても、いろいろ凝ったネーミングの中で〝SPF〟とは味気ないですよね。

ブタのネーミングとしては全国には数限りなくあり、写真のSPF豚

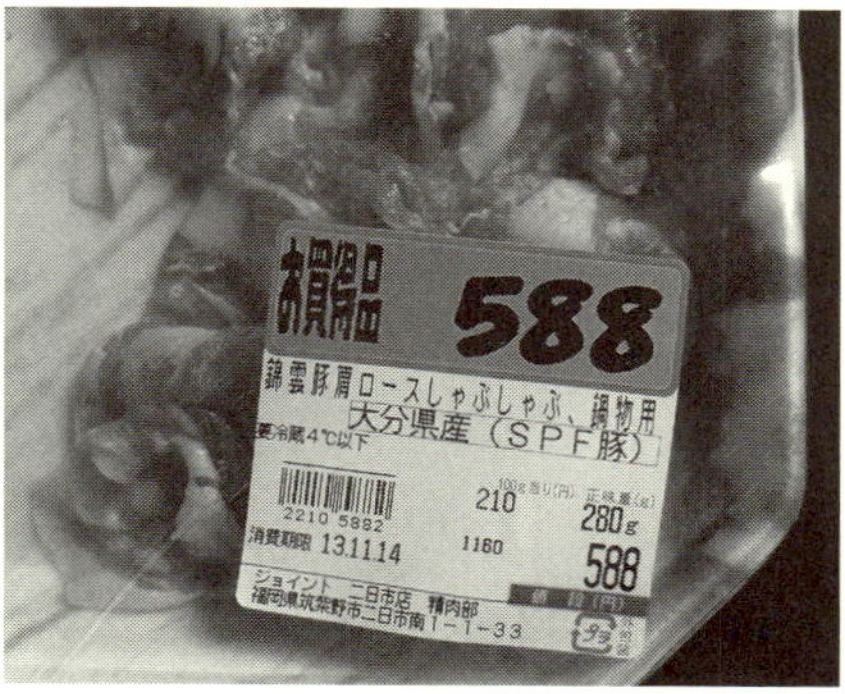

写真1　精肉コーナーに並べられたSPFブタ

は〝錦雲豚〟というネーミングの大分産。福岡には糸島ブタ〝博多すぃ〜とん〟なんてのもあります。私の故郷、鹿児島では、なんといっても黒豚が有名です。特攻隊基地で知られる鹿児島県知覧町には名物の知覧茶を食べて育った、その名も〝茶美豚《ちゃーみーとん》〟なんてのもあります。一度食べてみましたが、美味でした。

SPFは特異病原体フリーの略語

ところで、このSPFブタって何なのでしょう。気になって調べてみました。

調べるまでは、どんな略語だろうかと思い巡らせました。最初のSはやはりSuperだろう、次にPrimary（第一の）、そしてFは……Fat（脂肪）？　とってもスゴイ脂ののったブタ？　うーん、いくらなんでもそれは違うだろうけど、おそらく最初のSは当たっているだろう……。

正解は、Specific Pathogen Free（無特異病原体）の略なのだそうです。一つも当たっていませんでした。残念です。

でもこれだけでは、何か特別なことだろうなあ、くらいにしか分かりません。どんな良いことがあるのか、他の豚との違いは何なのか、まったく伝わってきません（と、ここで強がる）。おそらく、お店の人に聞いてもしっかりと答えられる人はいないんじゃないかな？　どうでしょう。聞いてみたことはありませんが、「簡単に答えられますよ」と言われたら、すいませんと謝っておきます。

もともとSPFとは、あらかじめ指定された病原体をもっていないという意味で、SPFブタでは、オーエスキー病、豚流行性下痢症、伝染性下痢症、萎縮性鼻炎、マイコプラズマ肺炎、豚赤痢、サルモネラ・コレラ・スイス感染症、トキソプラズマ病などの人畜共通感染症に罹患していない、ということなのだそうです。聞いたことのない病気もありますが、病原体が全くないということではないので、「無菌豚」とは言えないのでしょうね。

ところで、特異的な病原体がないということに、「それが何か?」と思ったあなた。人の感染症は多くが動物由来で、特に定住して家畜を飼いだした頃から、その脅威にさらされるようになったという事実を忘れてはいけません。それらは狩猟採集生活の頃にはなかったものなのです。特に、ブタは感染症の宝庫で、「肉はしっかり火を通してから食べなさい」と口酸っぱく注意されるのにはちゃんと理由があったのです。

ですから、SPFブタとは、人畜共通感染症がきちんと管理された場所で、清潔に育てられたブタであるということの証なのです(でも、食べるときはしっかり火は通してくださいね)。家畜を飼うということは、しかも人と生活を密にする家畜を飼うということは、家畜を介して様々な病原体にさらされて自分の命を落とすことにもなりかねない、とても危険な行為なのです。

ブタから感染する日本脳炎

ブタといえば、そう! コガタアカイエカです。そして次に「日本脳炎」とすぐに出てくるのは、国家試験のお陰です。卒業してから一回も遭遇したことがないのに、いまだに忘れていません。

最近でも新聞に、福岡県内でブタを調べてみたら、10頭調べたうちの10頭(つまり全頭)が日本脳炎ウイルスに感染していたと報道されました。対策として、夕方からの蚊の活動時間帯には、長袖長ズボンを着用する、水たまりなどをなくして蚊の発生を防ぐ、健康管理に努めるという、何ともどう評価して良いのか分からない対策が呼びかけられました。これでは夏の夜は気軽に外出もできません。ワクチンを接種するという方法も推奨されていますが、その下に関連記事として、「日本脳炎ワクチンで小5男児急死! 接種5分後に心肺停止―今年2例目」という記事が載っていました。「ワクチン接種、受けるべきか受けざるべきか」と、保護者であれば当分思案しなきゃなりません。

この日本脳炎、いまでも年間に1、2名は発症するそうです。致死率が20~40パーセントくらいですから、死亡者は年によってはゼロが続くことがあります。ワクチンの普及によって罹患率は激減したとのことですが、この小学五年の男児にとっては、ワクチンを接種したほうが良かったのかどうなのか、難しいですね。かわいそうなことです。病気で死ぬ人はいないのに、病気の予防薬で死んでしまうなんて……。こういうことが極端なワクチン忌避感情につながっていくのでしょうね。

日本脳炎はほとんどが不顕性感染で、体力が普通にあればそれほど怖いものではありませんが、それでも君子危うきに近寄らず、業務以外ではブタに近づかないほうが良いかもしれません。なお、ＳＰＦブタの中には、日本脳炎ウイルスフリーのものもいるそうです。すごいじゃないですか、ＳＰＦブタ。

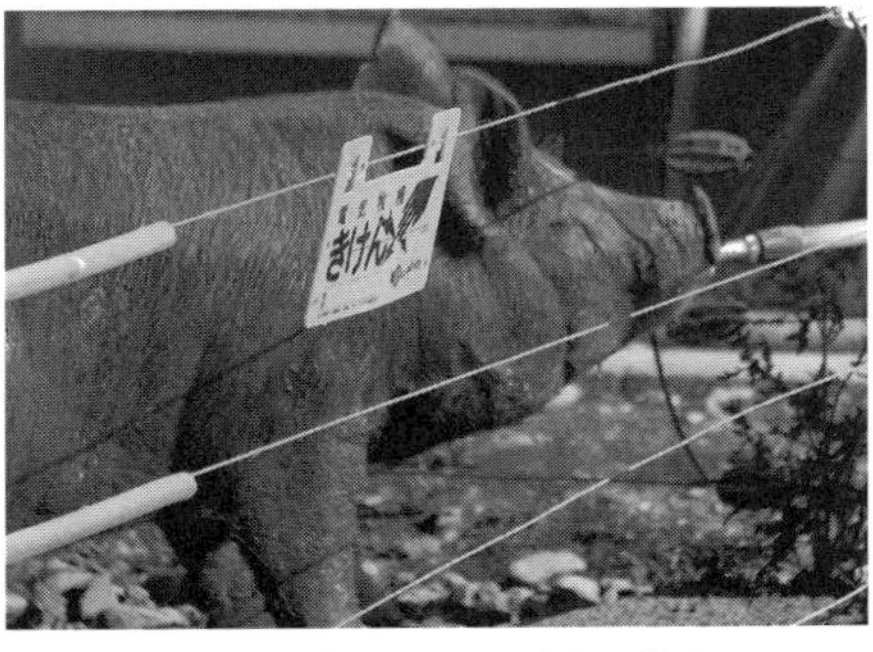

写真２　「きけん」の文字に注意

写真2は、漫画「銀の匙」（荒川弘・作、小学館「週刊少年サンデー」連載）のモデルとなった帯広農業高校の豚舎で撮ったもの。電気柵が巡らされており「きけん」の文字が見えますが、これはヒトが持ってきた病原菌からブタを守るためのものでもあるとのこと。お互いにテリトリーを侵さないことは大切なことです。ここの高校生諸君は、とっても礼儀正しい若人たちでした。

プライマリーSPFブタは帝王切開で誕生する

ところで、ブタのこれらの感染症は、産道を通るときに母親からもらい受けることが多いのだそうです。いわゆる垂直感染というやつです。

垂直感染とは、胎盤や産道を通るとき、あるいは授乳時に、親から子へ病原体が伝播されてしまうことです。ですから、ヒトの場合は、B型やC型といった肝炎ウイルスやHIV（ヒト免疫不全ウイルス）に感染している母体から産まれる赤ちゃんは帝王切開で、できるだけ母親の血液、体液に触れないように出産させるのです。特に、HIV感染母体の場合は母乳も感染のリスクを伴いますから、人工母乳で育てます。

では、SPFブタの場合はどうやるのでしょうね。実は、これもヒトと同じく帝王切開なのです。この帝王切開で生まれた赤ちゃんブタ＝母親候補ブタ（プライマリーSPFブタ）は、すぐに母親から離されて人工哺育されます。母ブタのオッパイも、もちろん飲めません。お母さんと離されるなんて、かわいそう。その後は、清潔な豚舎に移して肥育をされます。

プライマリー（第一次）SPFブタには母ブタ由来の病原体がほとんど存在しませんから、その後は自然分娩で繁殖することになります。そうして生まれた赤ちゃんブタ（セカンダリー［第二次］SPFブタ）は、お母さんのおっぱいを飲むことができます。病原体の少ないSPFブタは病気にかかりにくいために、抗生剤やワクチンの投与が最小限で済みます。

SPFブタが「ちょっとお高い」のは、このような清潔な肥育環境を維持するためという理由があったのですね。ただ、私なんかが食べても大きな違いがわからないのが難点です。酒が入るとなおさらです。SPFブタといってもしっかり加熱は必要ですから、やはり普通に調理をしないといけないわけです。ミディアムレアなら良いのかもしれませんが、怖くて試していません。

プライマリーSPFブタは帝王切開で生まれてくると書きましたが、自然界には帝王切開で生まれてくる動物があと二種類います。もちろん、一種類は前述したように私たちヒトです。出産が命をかけるほどに困難で、他人の手を借りる必要があるのはヒトのみです。それでは、残りの一種類は……。そう、これが今回のリンクです。帝王切開つながりなのでした。

難産は品種改良の代償？

突然ですが、私はイヌがあまり好きではありません。小学生のときに砂浜で追いかけられて、隠れるところもなく這々の体で逃げ回ったトラウマからです。想像してみてください。こんなに怖いことがあるでしょうか！　今にして思えば、海に逃げ込んでいたら犬も水の中までは追いかけてこなかったでしょうが、今よりもずっと思慮浅い少年でしたから、そして追いかけられている恐怖でそんなことは考えもつきませんでした。

私の実家では、子供たちが巣出って二人きりになった両親は、いつの間にか小さな室内犬を飼っていました。私は最初、近づくのもいやでしたが、慣れると可愛いもので、そいつにだけは触れるようになりました。犬種はパグ。食欲が旺盛で、寝るといびきまでかきます。

いびきというのは不思議ですよね。自然のままでないから、いびきがかけるのですね。寝ているときは、だれでも無防備です。寝ているときに自分の存在を他者に示すいびきというのは、よほど自分に自信がなければかけません。寝ながら俺はここにいるぞと主張するのは、「襲ってくれ」というのと同義だからです。

これも小学生のころですが、人間がよくいびきをかくのは、大昔洞窟で暮らしていたときに、外敵から家族を守るために「ぐ〜ぐ〜」と音を立てるようになったのだと、学研の「ふしぎシリーズ」で読んだことがあります。今となっては、あれはウソだったのだなあと思いますが、当時は「なるほど！」と物知りになった気でいました。反省しています。

いびきをかく犬といったら、もう一種。そう、ブルドッグです。パグやブルドッグは品種改良されて愛嬌のある顔になりましたが、その代償として、自然分娩がとても困難、いわゆる難産になってしまいました。ですから、帝王切開を選択されることがほとんどなのです。

大体、ヒト以外の動物はみな安産なのですね。人間だけが極端な難産になってしまい、出産時には他者の手助けを必要とすることがほとんどです。時々若い女性が公園のトイレで嬰児を産み落としたなんてニュースを見ますが、珍しいからこそニュースになるのであって、日々どこかで起きていたらニュースにはなりませんよね。

ヒトは極端な難産だからこそ、妊娠5か月を迎えると「戌の日参り」をして安産を祈願します。私も妻に付いていきました、多分。明確な記憶はありませんが、おそらく行ったはずです。行ったと信じたいです。でも、ブルドッグやパグは犬なのに難産です。犬なのに犬らしくありません。やはり「戌の日参り」をしてやったほうがいいのでしょうか、飼い主としては。

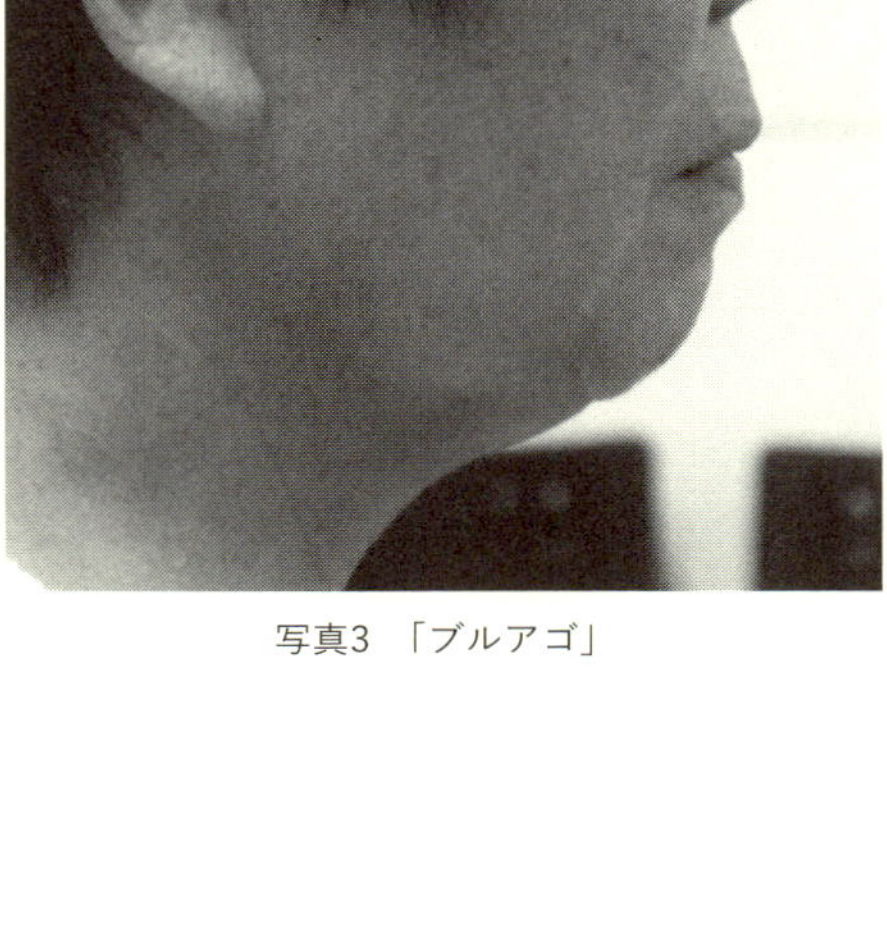
写真3 「ブルアゴ」

私は講演のときに、顎のラインがなだらかなヒトのことを「ブルアゴ」と表現しますが（**写真3**）、これはブルドッグもいびきをかくし、帝王切開で生まれるという、ヒトとの共通点があるからだったんです。ちょっと深いでしょ（笑）。

ただ、「ブルアゴ」はあいうべ体操や歯列矯正などで治る可能性がありますが、ブルドッグやパグが自然分娩できるようになることはおそらくないでしょうねえ、かわいそうですが。

そうそう、スーパーに買い物に行く機会があったら、ＳＰＦブタを探してみてくださいね。買うか買わないかは、そのときのあなたの懐具合次第ですが。そしてこの連載のことも思いだしてください。

第11回

白い砂糖の本当の色は
～「時は金なり」の警句の意味

虫歯は、歯科医療従事者の精力的な啓発活動のお陰で、子どもたちの間では激減しているとよく聞きます。虫歯ときたら甘いもの。甘いものときたら虫歯。これは切っても切れないつながりがあります。一昔前より、甘いものも軟らかいものも巷にはあふれていますが、虫歯は減っている。その代わり、歯列不正とか肥満が増えているらしいですね。現代では、甘いものは虫歯を起こすからというよりは、肥満など生活習慣病を引き起こすものとして認識されるようになりました。

この甘いもの（砂糖ですね）が身体に悪いということを示すとき使われるものに、清涼飲料水の中に含まれる糖分を角砂糖で表している写真があります（**写真1**）。おそらく皆様も一度は目にされたことがおありでしょう。講演などで使われていることもあるかもしれませんね。

私もはじめ見たときは驚きましたが、二回目以降はそれほどの驚きもなく、「ふ～ん」という感じです。もともと清涼飲料水を飲む機会が無いことも関係していると思います。それとも、いつの間にか〝刺激〟（砂糖の甘さからも、写真のインパクトからも）に慣れてしまって不感症に

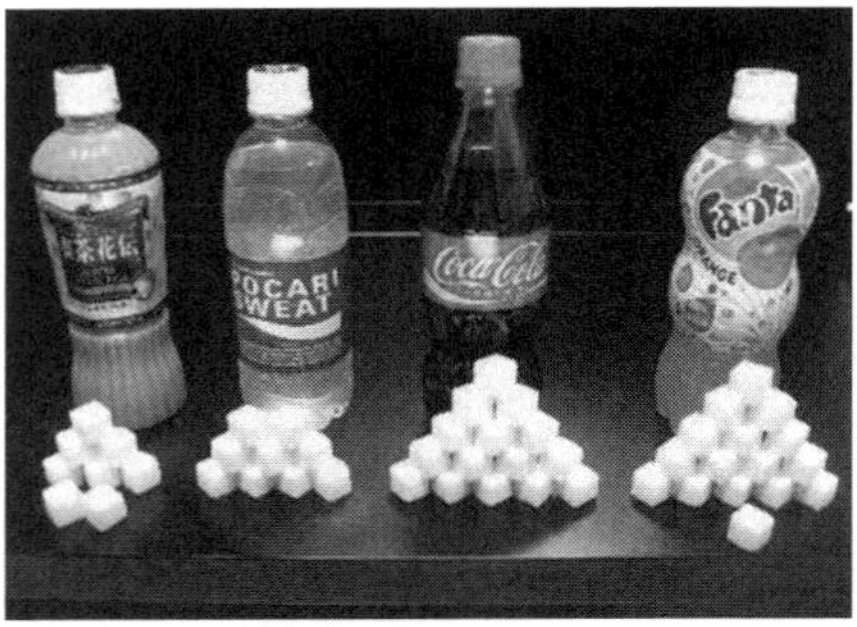

写真1　清涼飲料水の中に含まれる糖分量を角砂糖で示したもの

陥っているのかもしれません。ですからどんどん刺激を求めてしまうんですね。

アレルギーや自己免疫疾患、うつなどの現代病を引き起こすかもしれないと言われている砂糖の消費量を、どうすれば減らすことができるか。にわかには叶えられそうもないことですが、やはり自院を頼ってきてくださった方に伝えていくことは私たちの大切な仕事です。虫歯（口腔内）だけの問題ではなくて、全身に悪影響をおよぼす可能性があるのですから。

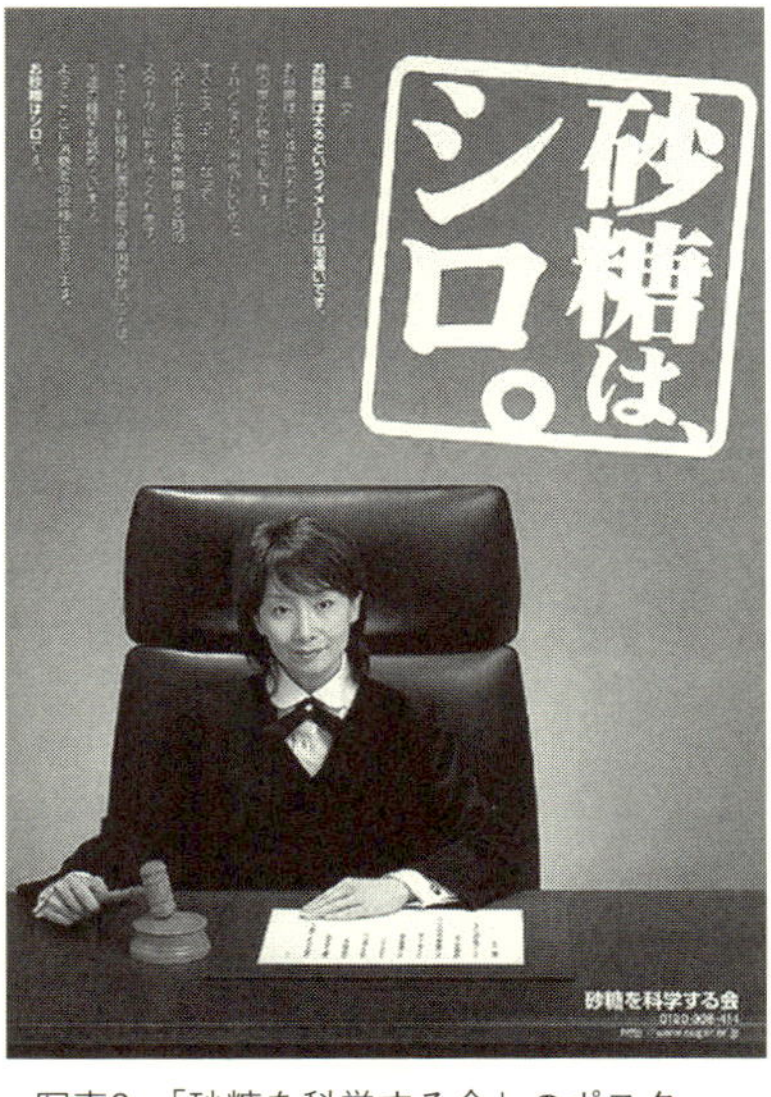

写真2 「砂糖を科学する会」のポスター

「砂糖は、シロ。」（**写真2**）
これは「砂糖を科学する会」のポスターです。しかし私は、ある事実を知ることによって、砂糖の人体どころか世界に与える影響について、しっかりと声高に叫ぶことにしました。
果たして、砂糖の本当の色は何色なのでしょうか。

当たり前の話ばかりでは……

ところで、健康の話といえば当たり前のことばかり。たとえば歯医者さんの話は、噛むこと、歯を磨くことに集約される。聴衆にとって、そんなことは演者がかわるだけでこれまで何回も聞かされた話である。したがって、内容は右から左に流れていってしまう。それでも虫歯は減っているのだから一定の効果はあるのだろう。「この演者の人は自分の好きなことだけしゃべって、さぞ気持ちがよかろう」、そう感じるような講演を経験したことがあるのは私だけではないはずだ。

でも、何事も基本が大切だ。基本を外しては奇抜さも斬新さも成り立たない。基本を基本として伝えていくことは、やはり大切なのだ。

ところが、話が行動変容につながらないようなものでは、せっかくお互いが費やした貴重な時間が無駄になってしまう。講演の値打ちは、いかに行動変容を起こさせるかで決まる、と肝に銘じて私は演台に立つようにしている。それには当たり前の話をするときに当たり前に話さないことが肝要である。聴衆が「ああ、またあの話ね」となってしまうのが一番怖い。そのためには内容を常にブラッシュアップしていかねばならない。さて、そんな私の砂糖に関する話とは――。

大航海時代に広がった砂糖の生産

Time is money. これは誰でも知っている警句である。アメリカの独立宣言起草者のひとり、ベンジャミン・フランクリンの言葉と言われることもあるが、実際はもっと古い時代から使われていたらしい。今回はこの言葉が定着した背景を探っていこう。実は、これには砂糖が大きく関与しているのである。

砂糖と言えば投資の世界ではコモディティ（農産物や商品の先物取引）の代表的なものであるが、近世に入ってずっと世界的商品としての価値を保ってきた。わが故郷の薩摩藩が、明治維新に連なる江戸晩期の精力的な活動を成し遂げることができたのは、奄美や琉球から砂糖の収奪によって蓄積した財力があったからだった。それくらい砂糖がもたらす「甘み」と「カネ」を求める力は大きく、容易には断つことができなかった。

それはヨーロッパの人々も同じであった。茶、砂糖、コーヒーという贅沢な嗜好品を求めて、世界には大金と欲望が渦巻いていた。

時は今から５００年ほどさかのぼる。バスコ・ダ・ガマと言えば、皆さんご存じのポルトガルの航海者。彼が初めてアフリカの喜望峰を回り、インド航路を見つけたのは１４９８年。この歴史に残る大成功の陰に、実はそれに先立つこと70年の、マデイラ諸島という大西洋の小島の発見があったのである。

漂着したポルトガル船によって見つけられた奄美本島と同じくらいの大きさのこの小島は、鬱蒼とした大木の生い茂る南の楽園であった。十字軍の遠征によってサトウキビに関する知識が蓄積されていたヨーロッパでは、砂糖を求める声に応じて、ここにサトウキビ畑と製糖工場と大船の建造のための木材の供給地であることを求めた。結果は、わずかな期間でこの南の楽園と先住民は無残な姿となり果てた。この島の栄光は、他所からの支配者が全て持っていったのだ。

なぜこの島なくしてはバスコ・ダ・ガマが歴史に名を残すことができなかったかと言えば、当時のヨーロッパ大陸では大船のマストに使えるほどの大木はすでに伐り尽くされていたからである。マデイラとは、ポルトガル語で木を意味した。

バスコが東回りでインドを目指したならば、西回りで大海に挑むものもいた。そう、１４９２年に新大陸（実は、西インド諸島）を「発見」したコロンブスである。この男が目指した金銀財宝はそこにはなかったものの、広大な土地と緑豊かな自然、まさにエデンの園が広がっていた。二回目の航海に乗り出した時には、さらなる欲望とともにその手にはサトウキビが握られていた。

コロンブスにより持ち込まれたサトウキビは、この西の楽園をサトウキビ畑に変えていった。こうしてカリブの島々は大サトウキビ産地となり、生産された砂糖はヨーロッパへどんどん送られた。

畑に植え付けられたサトウキビは、やがて刈り取り、一か所に集めて絞り、煮詰めて精製されなければならない。そのためには人手とエネルギー源がいる。当時のエネルギー源は木材しかなかった。また、木材がなければ小屋も建てられないし、運搬する船も作れない。こうしてカリブの島々も、マデイラ諸島と同じ運命をたどっていった。

カリブの先住民はどこに消えたか

ところで、カリブの島々に当初住んでいたのはインディオの人たちであったはずだが、私のイメージでは黒人の住む土地である。皆さんもそうではないだろうか。では、カリブにはいつから黒人が住むようになったのだろう。

「発見」当初、侵略者たちは先住民（インディオ）を酷使してサトウキビの栽培と砂糖の製造にあたらせた。そう、暴力による奴隷化である。

ところが、インディオの人々は病気に弱かった。農業と牧畜は一万年以上前に、いわゆる肥沃な三日月地帯で始まったと考えられているが、動物と生活を密にするということはそれらのもつ病原微生物と共に暮らすということでもある（前回のＳＰＦブタの話を思い出してほしい）。数千年にわたり、それらの病原微生物と死闘を繰り返してきた大陸人と、わざわざ植えずとも生えてくる大地の恵みを受けて暮らしてきた人たちとでは、病気に対する抵抗力が違う。

そのために「インディオはスペイン人の匂いを嗅ぐだけで死ぬ」と言われたほどである。当時数百万人いたと思われるカリブ海沿岸の先住民は、数十年の間にほぼ殲滅状態に追い込まれた。

砂糖あるところに奴隷あり

では、その労働力は誰が補うのか。次のターゲットが、アフリカだったのである。黒人は、白人の持ち込んだ天然痘やペストといった病気には強かった。そのために黒人がアフリカから奴隷としてどんどん送り込まれた。

彼らはアフリカの出港地で奴隷としての焼き印を押され、新大陸の着港地で再び雇用主の焼き印を押された（**図1**）。奴隷運搬船の衛生状態は極めて悪く、着港したときには拉致してきた奴隷の三分の一が死んでいたこともあったという。そして、彼らは日々こき使われた。働きが悪ければ腕や足を切断された。

こうして生産された砂糖は中南米から欧州に送られ、欧州からは武器がアフリカに送り込まれ、アフリカからは奴隷が中南米に送り込まれた。これが有名な三角貿易（奴隷貿易）のあらましである。

大航海当時、それまでハチミツの甘さしか知らなかったヨーロッパ人にとって、砂糖の強烈な甘さはその白い色と相まって魅惑の高貴な宝物に思えたことだろう。その白い宝を巡って楽園の島の森は伐り尽くされ、仲睦まじく暮らしていた家族は引き裂かれていった。

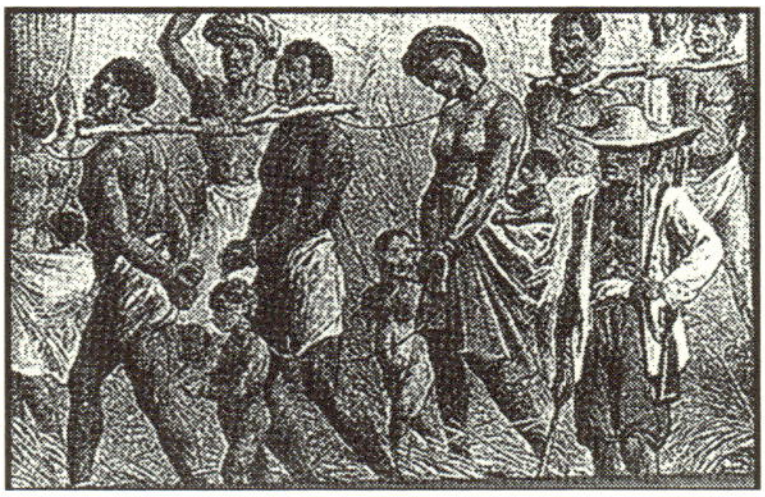

図1　アフリカから中南米に奴隷として送り込まれた黒人たち

紅茶の中に渦巻く血と汗と涙

アフタヌーンティーは英国の文化である（**図2**）。ところが英国では茶も砂糖も生産できない。緯度が高すぎるからである。だから英国人は、自分たちが飲んでいる茶や砂糖がどうやって生み出されているかを知らなかった。それらの原料となる植物を見る機会もなかった。ただ彼ら彼女らは、高価な茶に高価な砂糖を入れて甘くした、庶民には手の出ないセレブな飲み物を楽しむ姿を、お互いに見せ合いっこしたかったのである。紅い飲料の中に渦巻いていた夥しい数の人間の血と汗と涙に気付く者はいなかった。

これと同様のことが私たちの生活についても言えるだろう。机の上にある香り立つコーヒー。その豆は誰が作っているのだろうか。苗は誰が植えて、誰が実を摘んで、誰が出荷して、誰が買い取って、誰が運んで、誰がチェックして、誰が焼いて、誰が挽いて、ここに存在するのだろう。そんなことを考えながら飲んではいないはずだ。少なくとも私はそうだ。スティックシュガーの砂糖はどこからやってきたか。そんなことを考えながら白い粉を漆黒のコーヒーの中に入れてはいない。

私たちはいつの間にか、一杯の紅茶の中に自分の悦楽と自慢しか見いださなかった英国の貴族と同じような立場になっていないだろうか。砂糖が貴重品だった時代のヨーロッパでは、貴族たちはパーティや輿入れの時などには競って砂糖でデコレーションした菓子を作っていた。その名残りがウエディングケーキであるとも言われる。金持ちの象徴が砂糖だった。そのことを「愚かだ」とか「驕慢だ」とか非難する資格は私たちにはない。

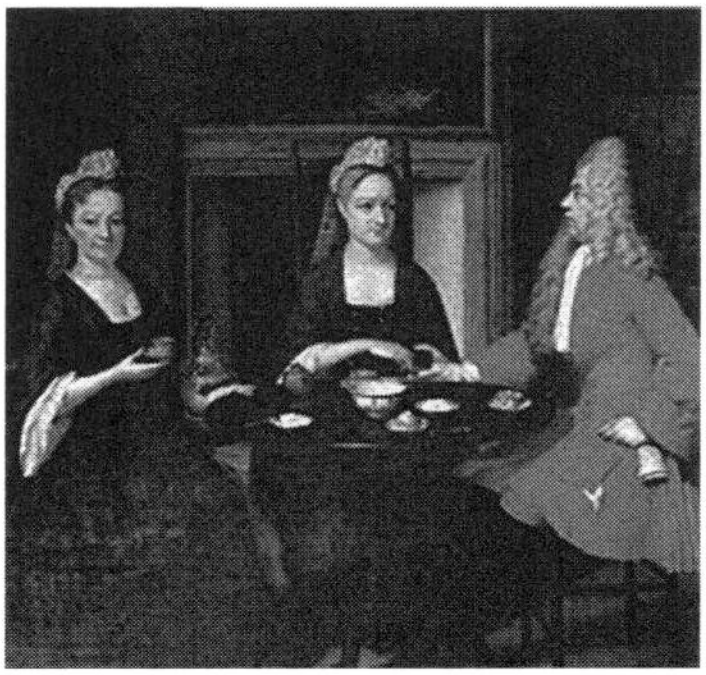
図2　アフタヌーンティーを楽しむ英国の上流階級

「砂糖あるところに奴隷あり」と言ったのは、カリブ海の小アンティル諸島、トリニダード・トバゴの初代首相エリック・ウィリアムズである。トリニダードの父と言われるこの人物の短い言葉の中に、彼らが味わってきた艱難辛苦を読み取れたら、また違った観点から砂糖と人間の歴史を考えることができるだろう。純白の砂糖には、真っ黒な歴史が隠れているのである。

虫歯予防とひと味違う砂糖の話

これが、私が語ることのできる砂糖の歴史のあらましである。30分ほどの時間で話せるようにスライドも作っている（動画はhttp://youtu.be/JpvZaKUJIH0）。話を聞いてくれた人は、砂糖が自分の体のみならず、世界の健康にとっても悪いことだと理解できる。そして肝心のことであるが、砂糖の消費を少なくしようという行動変容につながっていくのである。

ところで、この話をある大学でしたら、学生の一人が次のような感想を書いてくれた。

「たとえ現代に過酷な労働状況で働かせられている子どもたちがいたとしても、消費者がいなければ商品にならないのだから、私は砂糖を使おうと思う」

たしかに、これにも一理はあるだろう。でも私には、この学生の感想は「感想文のための感想文」と思えてならなかった。砂糖は強烈な、そして気がつかないうちに身体をむしばむ中毒物質でもあるのである。発展途上国における外貨獲得のための生産現場が、麻薬や覚醒剤でも同じような状況であろうことを考えると、果たして同じ感想文になるであろうか。

「時は金なり」の本当の意味

さて、冒頭の「時は金なり」の警句についてである。

サトウキビの作付けは大航海時代に全世界に広まっていったが、当時のヨーロッパでは、人々は日曜日は聖なる日で飲み明かし、翌日は二日酔いで仕事を休むということが多かった。こちらも聖なる月曜日として認められていたとさえ言われる。

ところが、これではまともな仕事にならない。製糖作業は規律正しく行われなければならない。刈り取ってきたサトウキビはすぐに搾り、汁を煮詰めて結晶化させなければならない。そのためには一糸乱れぬ集団行動が必須である。作業の途中で誰かが列を乱したり、ましてや休んだりすることは許されない。

家内工業であれば誰かが代わることもできよう。しかし砂糖が工場で生産されるようになり、造れば造るほど売れていくのに製造できないという空白期間は許されない。

月曜日にも働かないヨーロッパ人ではは役に立たないが、ヒトではなくモノとして扱われていた奴隷はそう

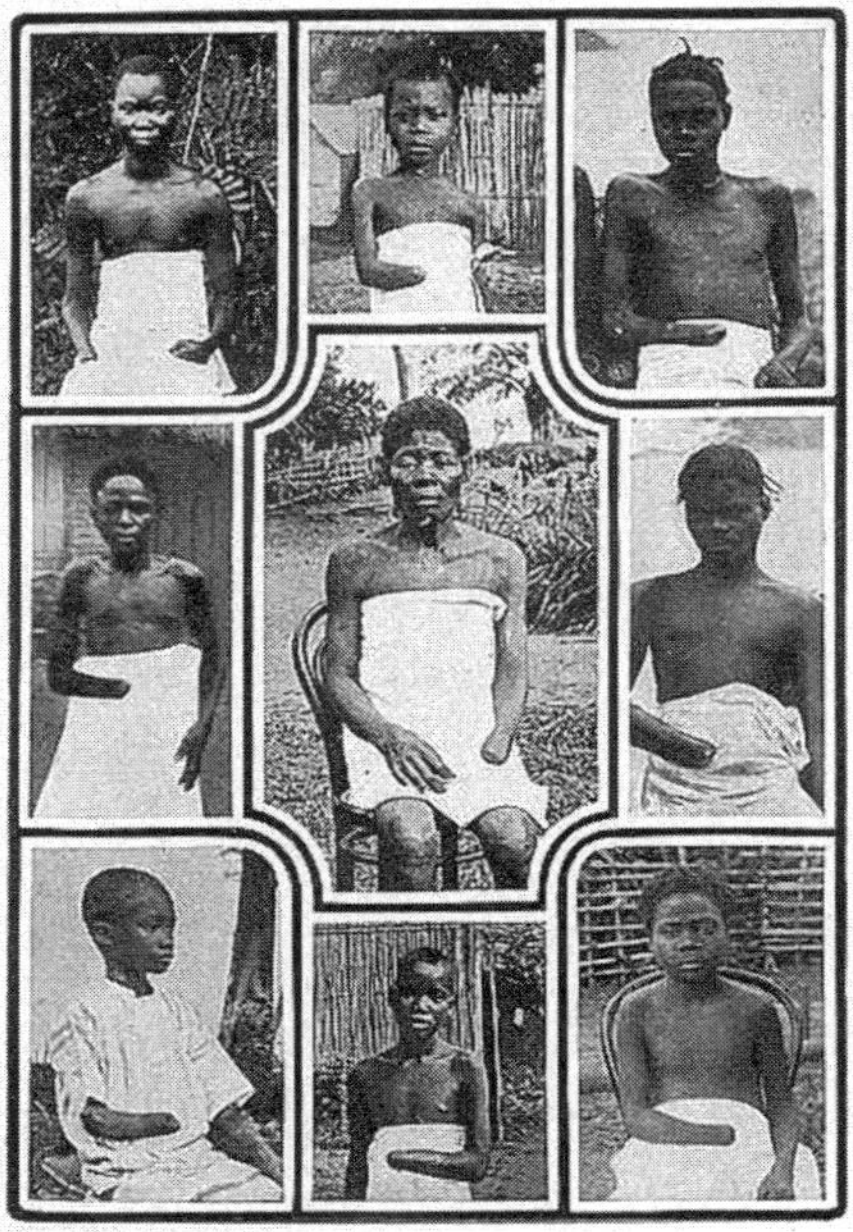

写真3　手首を切断された奴隷たち

ではなかった。キリスト教徒でもなかったから、月曜日だけでなく日曜日も働かせることができた。

奴隷が休むことは工場主にとって大きな損失だった。奴隷を休ませなければ金になる。奴隷を働かせる時間が金を生むのだから。まさに「時は金なり」であった。工場の規律を破ったものは手首を切られたり、反抗した者は見せしめのために首を吊られたりした。奴隷が死ねば、アフリカからいくらでもさらってくれば良かった――。

「時は金なり」とは、こんな恐ろしい意味も含んだ言葉だったのである。当時の製糖工場にはスローガンとして掲げてあったという。

砂糖500年の歴史から人体への影響まで

今回は重い内容でしたので、途中から文体を変えてお伝えしました。身近な物質の中に潜むこんな歴史を知ってみると、患者さんにお伝えする内容にも変化が出るかもしれません。国内外の砂糖の歴史については、さまざまな本が出版されています。今回ご紹介した内容は、そのほんの一部です。興味を持たれた方はぜひ一冊でも読んでみてください。

砂糖は、ほっと一息つきたいときには欠かせない食べものであることは言うまでもありませんが、度を超

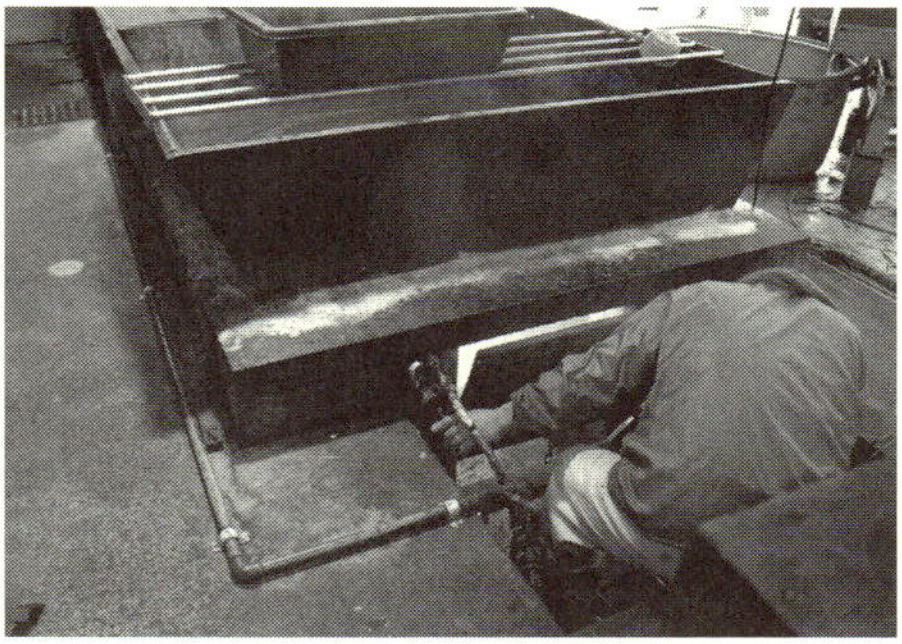
写真4　サトウキビからの製糖作業

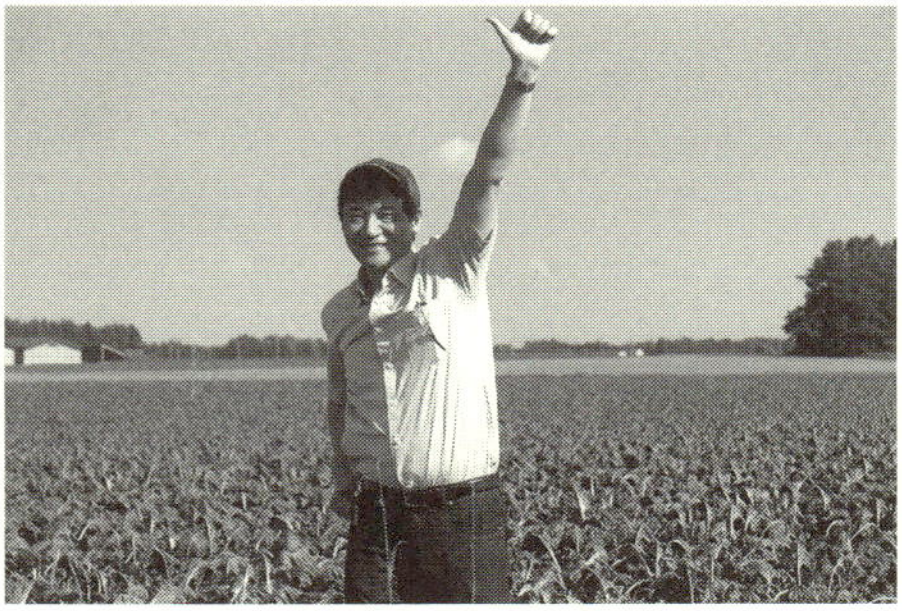
写真5　北海道の甜菜畑で

すと体に悪影響をおよぼします。そのさじ加減が難しいですね。ほどほどのお付き合いを。

砂糖の国内生産というと、沖縄、奄美地方のサトウキビ（**写真4**）が思い浮かびますが、実は北海道が生産量の8割を占めているそうです。そう、甜菜（サトウダイコン、ビート。**写真5**）からの製糖法が19世紀半ばに発見されて、高緯度地帯でも栽培・生産ができるようになったのです。TPP（環太平洋経済連携協定）でも、聖域とされる重要五品目（米、麦、牛・豚肉、乳製品、砂糖）の取り扱い如何によっては、国内の砂糖製造業がどうなるのか心配なところでもあります。

第12回

命の入り口を見直して体全体を綺麗に

~口腔の向こうに全身が広がっている

12回の連載も今回で最終回です。最終回で紹介するにふさわしい本を友人が出版しました。『医者は口を診ない、歯医者は口しか診ない』（医薬経済社刊）です。２０１３年10月に発売されて、インターネット販売のamazonでは、歯科部門でずっと一位をキープしていました。タイトルからは今流行の医療否定本のように思えますが、中身は、口の中も診る医師、そして口以外も診る歯科医師の紹介です。

著者の相田能輝先生は東京都北区の開業歯科医です。その相田歯科クリニックは都電荒川線小台駅近くにありますが、なんとそこは歯科クリニックが三軒連なっているというかなりの激戦区です。

内容は、相田院長がそれぞれの登場人物の所へ直接出向き取材をするという形になっています。もうすでに読んだよという方もいらっしゃることでしょうが、まだという方はぜひ一医院に一冊置いてください。患者さん方でも読めますし、新たな歯科の治療展開、医療連携を感じさせる希望の書です。私のことも載っておりますので……。

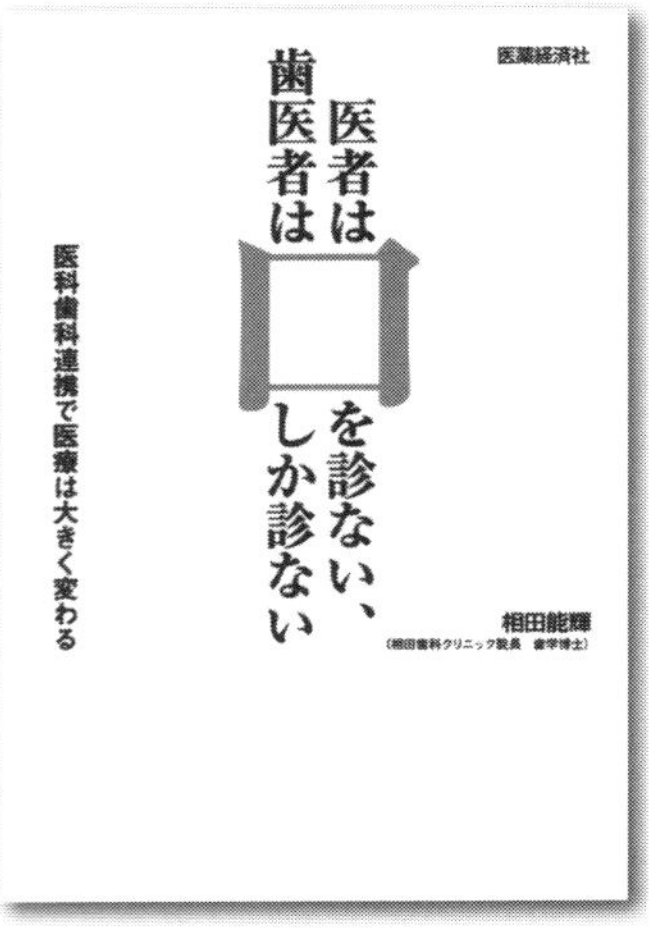

相田先生の本。口の中も診る医師、口以外も診る歯科医師を紹介

トンボの保護区でブラックバスを駆除したら

生物学者の池田清彦さんの本[1]に面白いことが書いてありました。石川県にあるトンボの保護区での話です。特定外来生物として名の通っているブラックバスがトンボの幼虫であるヤゴを捕食するためにトンボが激減しているという報告を受けて、関係者がバスの駆除に乗り出したのだそうです。

結果はどうなったかというと、トンボがもっと減ったというのです。実際にヤゴをたくさん捕食していたのはアメリカザリガニで、バスは主にそのザリガニを食べていたのでした。ところが、食物連鎖の上位に位置していたバスがいなくなってザリガニが増殖し、ヤゴをそれまで以上に捕食するようになってトンボがさらに減ったという顚末に……。

何ともずっこける話ですが、担当者たちは一所懸命トンボ保護のために話し合ったはずです。よもや自分たちのとった対策がトンボを減らす結果になろうとは、夢にも思わなかったでしょう。そこに欠けていたのは想像力だったのでしょうか、それとも知識あるいは考察だったのでしょうか。後から考えると、な〜んだと笑い話にもできますが、渦中にいた当事者にとっては相当なショックだったことでしょう。

このことを自分たちの仕事に置き換えてみるなら、よかれと思ってしたことや、おそらくこうなっていくだろうと思って処置したことが、巡り巡って違った結果を引き起こしてしまったという経験は誰にもあるものです。

20代で出会った難病の患者さん

私が、薬をなるべく使わずに治療したいと思うようになったのも、そのような苦い思い出があったからです。

ある総合病院に勤務していた20代の頃でした。患者さんは同年代の女性で、ある難病を患っていました。彼女があるとき、「歩くときに股が痛い」と言ったのです。原因と思われるところを叩いたり引っ張ったり、いろいろ身体所見をとってみましたが、それらしい異常は見当たりません。同部のX線も撮ってみましたが、特に異常はありませんでした。

「まあそのうち治るでしょうから、このまま様子を見ましょう」、私はそう言うしかありませんでした。

しかし、症状にはムラがありながらも一向に改善する気配がなく、良くなったり悪くなったりという経過をたどりながら確実に症状は悪化していきました。回診時に上司に見てもらっても、やはり分からないようでした。

再度X線を撮ってみましたが、骨には異常がありません。このままではダメかもしれないと思い、MRIを施行したところ、すぐに答えが出ました。大腿骨頭壊死症でした。ステロイド薬の副作用として教科書で見たことはありましたが、実際に診たのは初めてでした。

当時、大腿骨頭壊死の早期診断としてMRIが有用であるといわれ始めた頃で、論文がちらほら出ている程度でした。X線では判別できず、分かる程度になったときはすでに進行しているということでしたから、X線でいくら診ても分からないのは当たり前でした。進行を止める手立てもなく、結局、彼女は股関節の手術になってしまいました。

私は深く反省しました。そのことを早期に見つけてあげることのできなかった自分の力量もそうですが、そもそも薬を使うことがなければ、こんな目に遭わなくても済んだのではないかという「そもそも論」好きの思考が発動したからです。仕方なく使っていた薬ですが、できるなら使わない方がいいはずです。主作用があれば、副作用は避けることができないのですから。

専門家の役に立たないアドバイス

当院はフットケアセンターを併設していますから、膝や腰に悩みを抱えた方が受診されます。なかでも多いのが変形性膝関節症です。初期には湿布や鎮痛剤での保存治療が主ですが、悪化すると人工関節置換術を行います。

患者さんはまず、足腰の痛みの専門家と思われる整形外科を受診します。そこで老化とか加齢現象という、ぐうの音もでない説明のもと、上記の診断を告げられます。

保存療法として、太っている人には「痩せなさい」、痩せている人には「筋肉を付けなさい」という〝アドバイス〟があります。そんなことは言われなくても患者さん自身が分かっていますから、あまり役に立つアドバイスとは思えません。

たとえば歯科を受診された患者さんでペリオの方に、「歯を磨いてください」とだけアドバイスをしますか？　そこは専門家として丹念なオーラルケアについて説明をするでしょう。

筋肉を付けるにしても、「付けたいなあ」と思って筋肉が付くわけではありません。それなりのやり方が必要です。それを「筋肉を付けてください」の一言で筋肉が付くのであれば誰も苦労しません（時には「プールに行ってください」も付け加わることもありますが、私はこれを〝プール真理教〟と呼んでいます）。そもそも「痩せなさい」と言われてすぐ痩せることができるようなら、患者さんはとっくの昔に痩せているはずです。それができないから、思いあまって専門家を頼っているのじゃないですか。

仮に、患者さんが筋肉を付けようと思って体を動かすと、痛い→痛いから動かせない→動かせないから筋力も落ちる、という悪循環に陥っている場合を考えてみてください。どこをどう動かして筋肉を付ければ良いのでしょうか？　とっても疑問です。じっさい、関節リウマチ（RA）患者さんは疼痛コントロールに難渋している場合も多々あるわけで、筋力を付けるなど夢のまた夢ということがあります。そんなときにどうするかを知っているかが、専門家の専門家たるゆえんではないかと私は思うのです。

関節リウマチ患者さんの〝匂い〟に気づく

大腿骨頭壊死に悔しい思いをしていた当時、私はある事実に気がつきました。それは、RA患者さんは〝匂う〟ということです。これについては連載の第1回にも書きましたが、もう少し詳しく書いてみます。

RAは、人口の約0・5〜1パーセントに発症するといわれ、全国で70万人ほどの患者さんがいる膠原病の一種です。膠原病の中でも9割以上を占めますから、膠原病といえばRAといっても過言でないほどです。関節滑膜に対する自己抗体が産生され、慢性炎症を引き起こし、関節疼痛、変形を来していく疾患です。近年、RAの発症に関して、ペリオ、特にPG菌がその役割を担っていることが分かってきました。

私が匂いとRAの関係に気がついた当初、そんなことは全く分かりませんでした。しかし、RAが改善すると匂いも自然と良くなる。それでは、匂いを改善させればRAも改善するのではないかという〝逆転の発想〟が思い浮かびました。

そこで、「匂いの元はどこ?」と文字通り原因を嗅ぎ回ったのですが、どうやら体臭と口臭が入り混じったような感じでした。「こりゃ口臭ばい!」と、すぐに隣りの口腔外科に駆け込んで質問してみました。

「口臭と病気の関係について教えてください」

「詳しくは分かりませんねえ」

「では、舌苔と病気について教えてください」

「それも分かりません」

答えは満足できるものではありませんでしたが、20年ほど前の話ですから仕方のないことかもしれません。

しかし、そこから匂いと病気についての私の勉強が始まりました。

結局、口臭は口内の炎症によるもので、そこの炎症が過剰になって、次のターゲットとして全身に向かう――ということがおぼろげながら分かるまでに数年を要しました。はじめは、まさか口と体の炎症がつながっているとは思いもしませんでした。その過程で、口呼吸という言葉も知ることができました。まさに、私の医師人生を変えた出来事といえます。ヒョウタンから駒とはこのことです。

「口先だけの医者」宣言

それから数年後、私はその病院を去るときに送別会を開いてくれた研修医たちの前で宣言しました。「私は口先だけの医者になる」と。

口先（いわゆる昔のムンテラ）治療だけで病気を治せるような医者になるのが目標で、薬物治療などの前に、メンタルな問題や病気への心構え、アドバイスだけで治癒に結びつくような医療を私はしたかったのです。

もちろん、笑われましたよ。おそらく研修医にとっては、不思議なことを考えるものだなあ、という気持ちが強かったのだと思いますが……。そんなことができれば苦労しないよ、という感じもあったでしょう。でも、誰も考えないようなことをやることが大切と思っていた私は、できないかもしれないけれど、やってみる価値はある、と信じていました。

あいうべ体操を指導に取り入れ始めたのが、約9年前。それまでＭＦＴ（口腔筋機能訓練）などを見よう見まねで行っていましたが、患者さんに伝えるのはなかなか難しいものでした。

結局、道具を使わない、いつでもできる、難しくないので誰でもできる、できるだけシンプルに、ということで、現在のあいうべ体操となりました。変な文字の並びも良かったのでしょうか、患者さんの口コミで広がっていきました。喜んでいいのか、受診していない方からも、「あいうべ体操で良くなりました」なんて声を聞くようになりました。

一番ビックリしたのは、痔が治ったという女性の患者さんがいたことです。便秘で悩んでいる女性は多いですが、同じように痔で悩んでいる女性もたくさんいるんですね。

最初、「あいうべ体操をしたら、痔が改善しました」と言われたときには耳を疑いました。今となっては消化管機能の向上から便秘が改善したのだろうと思えますが、その時は、どうして口を動かして痔が良くなるのだろう、と不思議でなりませんでした。入り口を綺麗にしたら、出口も綺麗になったという理屈ですね。

当時、私は山口市で勤務していました。山口県庁前の並木道はパークロードと呼ばれて美しく整備されています。隣町へ出かける用事があり、そのパークロードを車で流していたときです。ふと気がつきました。ああ、俺は口先医者になったんだ、と。「あいうべ〜」と口にすれば病気が治る人がいる。指導は口先だけ、そして患者さんも口を動かすだけ。こんな口先だけの医療が実際にあるのか、と。

匂いと病気の関係から思いついた、ふとした疑問、その先には広大な未知の世界が広がっていました。oral oriented therapyを取り入れていなければ、私は今でも目の前の患者さんの薬を減らすことに難渋していたでしょう。

前の病院の研修医に再び会ったときに言われました。「先生は本当に口先だけの医者になりましたね」と。それは私にとって、最高の褒め言葉でした。

〝神の手〟からセルフケアへ

でも、大切なのはこれからです。たくさんの名医と言われる人たちがいます。一時期は〝神の手〟とマスコミでもてはやされたりしていましたが、今ではそんな言葉をマスコミで聞くこと自体が少なくなりました。

むしろ、セルフケアがキーワードになってきています。

私も、それには大賛成。世界の大多数が望んでいるのは一握りの神の手にかかることではなく、自分の手を神の手にする方法だからです。もちろん医療の分野でのことですよ。イチロー選手のような神のバットの世界と医療とは違いますから。

あいうべ体操もひろのば体操も、神の手は必要としていません。一人ひとりの取り組みで、その人の中に眠っていた「治る力」が引き出せます。そして、自分だけじゃなく、他人に伝えるのも簡単です。次世代の神の手は、このようなセルフケアだと思います。

オーラルケア、ネーザルケアは、セルフケアの第一歩。これは、ただ単に口、鼻をきれいにすることではありません。命の入り口を綺麗にして、体全体を綺麗にすることなのです。

Think globally, act locally!

口腔という限られた空間の向こうには、全身が広がっています。まさにこの言葉が具現化するときが、これからの歯科医療だと思います。

皆様のご活躍を心より祈っています。一年間にわたってこのような場を与えてくださった編集委員の徳永順一郎先生に心より御礼を申し上げます。

最後は、やっぱりこれで締めなきゃダメでしょう。さあ皆様ご一緒に、「あいうべ〜」。

（終）

文献

（1）池田清彦：池田清彦の「生物学」ハテナ講座、三五館、2008

初出　「小児歯科臨床」２０１３年４月号〜２０１４年３月号